中文翻译版
原书第 2 版

医疗机构跨越绩效与信息鸿沟

Performance Management in Healthcare From Key Performance
Indicators to Balanced Scorecard Second Edition

〔美〕布赖恩·P. 伯杰龙（Bryan P. Bergeron） 著

主译 王虎峰
主审 郭永丽

科学出版社
北京

内 容 简 介

　　本书作者以绩效管理为主题，阐述分析了现代医疗机构中绩效管理项目。重点介绍了电子病历和绩效改革、绩效管理策略、绩效驱动数据的有效率运用和绩效管理周期、关键绩效指标、运营指标、临床指标分析反馈，并详细介绍了如何把握行为改变的方法和技巧及统计分析与预测等内容。利用真实案例阐释关键概念，帮助读者理解绩效管理特定应用领域的相关信息。

　　本书适用于各级医院管理者、医疗机构管理者及信息技术管理者阅读。

图书在版编目（CIP）数据

医疗机构跨越绩效与信息鸿沟：原书第 2 版 /（美）布赖恩·P. 伯杰龙 (Bryan P. Bergeron) 著；王虎峰主译. — 北京：科学出版社，2023.10
书名原文：Performance Mangement in Healthcare From Key Performance Indicators to Balanced Scorecard (Second Edition)
ISBN 978-7-03-076328-0

Ⅰ.①医… Ⅱ.①布…②王… Ⅲ.①医疗卫生组织机构—经济绩效—经济管理 Ⅳ.① R197.322

中国国家版本馆 CIP 数据核字 (2023) 第 169711 号

责任编辑：郝文娜 / 责任校对：张 娟
责任印制：师艳茹 / 封面设计：吴朝洪

科 学 出 版 社 出版
北京东黄城根北街 16 号
邮政编码：100717
http://www.sciencep.com

三河市春园印刷有限公司 印刷

科学出版社发行 各地新华书店经销

*

2023 年 10 月第 一 版 开本：787×1092 1/16
2023 年 10 月第一次印刷 印张：10 1/4
字数：230 000

定价：98.00 元
（如有印装质量问题，我社负责调换）

译者名单

主　译　王虎峰

主　审　郭永丽

译　者（按姓名笔画排序）

　　　　卜繁龙　王　宏　王虎峰

　　　　卢　璐　李　颖　赵　彬

　　　　茹文臣　郭永丽　韩书婧

　　　　谢世堂

作者简介

布赖恩·P. 伯杰龙　医学博士，美国医学信息学会会员，集多部出版物、众多论文、应用软件和多项专利于一身。他曾在波士顿麻省总医院从事医学信息学工作，并在哈佛医学院和麻省理工学院的健康科学与技术系讲授医学信息学及传统医学课程近 30 年。他在哈佛大学附属教学医院的绩效管理项目、沙特阿拉伯费萨尔国王专科医院和研究中心的数据仓库项目中，积累了丰富的经验，而这些经验在本书中得以彰显。

　　译者注：布赖恩·P. 伯杰龙已经出版了 20 多本专著，在我国已经翻译出版的有 3 本：《共享服务精要》、《XBRL 语言精要》和《仿人机器人原理与实战》。本书是布赖恩·P. 伯杰龙博士全球最畅销的著作之一。

译者前言

本书为下列我们关心的问题提供了学术上的解决之道——搞信息的一味强调技术，搞政策的一味强调政策，搞绩效的一味强调分配。该书不但指出了这些问题，还提出了解决办法，即如何跨越绩效和信息的鸿沟。布赖恩·P.伯杰龙博士（Bryan Bergeron）曾在医院从事过医学信息学相关工作，然后又在哈佛大学、麻省理工学院讲授传统的医学课程，同时也进行过绩效管理实操工作。因此，布赖恩·P.伯杰龙博士结合自己在医院、高校、技术研发中心的工作经验，撰写了本书，解决了上述三方存在鸿沟、对话受阻的问题。同时，本书是医疗卫生信息与管理系统协会（Healthcare Information and Management Systems Society，HIMSS）签约出版的书籍，显然，其原则方法和细节均符合国际上公认的 HIMSS 认证标准。本书第一版获得很多好评，历经十几年市场和社会的检验，现已更新到第二版。

在郭永丽教授（本书主审）及相关专家的支持下，笔者组建了翻译团队和审校团队，分工合作，逐章核稿，主审负责翻译的准确性，主译对整体的翻译内容和难点进行确定把关。前言、第1章及第2章由王宏翻译，她的专业背景是公共管理。第3章及第7章由赵彬翻译，她的专业背景是翻译与传译。第4章及第10章由李颖翻译，她的专业背景是卫生管理。第5章及第11章由卜繁龙翻译，他的专业背景是卫生管理、卫生统计和循证医学。第6章及第7章由谢世堂翻译，他的专业背景是社会医学与卫生事业管理。第8章及第9章由韩书婧翻译，她的专业背景是流行病学与卫生统计学。术语表由卜繁龙、李颖、谢世堂共同翻译，缩写词表由谢世堂翻译。同时，为使各章译者对全书具有整体认识，我们采用了交叉互审原则，部分译者本身也是审校小组成员；同时，我们还邀请了具有英语专业背景的人员（卢璐和茹文臣）担任独立审校工作，因为这样一个团队组合才使得本书的翻译质量得到保障，在此一并感谢！

为了方便读者阅读，由王虎峰撰写了"章节导读"和"关于 HIMSS"，供参考。

本书包含 11 章，内容涉及了医疗绩效管理全周期。前 3 章为总论，宏观介绍了医疗绩效管理的相关策略、国际上典型的医疗领域绩效管理体系，以及绩效管理与利益相关者的利益关系；第 4 章和第 5 章是从宏观到微观的过渡，重点讲述了绩效管理周期和关键绩效考核指标的筛选方法；第 6 章和第 7 章详细介绍了非临床指标和临床指标的定义和内涵，以及国际上典型国家（如美国、英国、澳大利亚）的指标设计应用情况；第 8 章和第 9 章介绍了绩效指标的锚定节点和绩效报告的撰写，以及表格的产出；第 10 章介绍了绩效行为改变；第 11 章介绍了绩效管理数据的统计学处理方法。

本书从宏观到微观，系统完整，既具备很好的理论性，又具有很好的可操作性。对于医疗机构管理人员、医疗信息技术人员和临床工作人员来说，本书是一本指导性用书；对于公共管理、卫生事业管理、医学信息化等专业的研究生来说，本书将为他们提供国际化视野，帮助其紧跟学科前沿；对于那些对绩效管理感兴趣的公共管理学院和信息学院学生来说，本书深入浅出，逻辑体系完整，可以引领他们步入绩效管理的殿堂，是一本很好的教材。同时，对于从事绩效管理工作和绩效管理研究的人员来说，本书提供了医疗领域应用的示范。

王虎峰

2022 年 12 月于北京

原著前言

绩效管理是一种可用于实现运营能力、质量、安全和患者满意度最佳组合的策略。绩效管理的基础在于对资源的有效利用，通过使用关键绩效指标等量化流程和结果来衡量其有效性，而关键绩效指标是测定组织在特定领域中绩效的核心手段。

绩效管理并非一个组织可以随意购买、安装在云端，随后就抛在脑后的东西。它是一个涉及行为改变、领导力和愿景的流程。作为流程的一部分，需要选定或开发绩效指标，再细化实施。在标准刚刚出现、最佳实践不确定和工具寿命未知的情况下，需要审慎选定或开发支持这一流程的通用智能工具，如在线分析处理、数据集和数据仓库、逻辑分析法和图形应用程序等。特别要注意，各种信息支撑工具只能实现绩效管理的赋能，但不能解决绩效管理的问题。

自 2005 年原著第一版出版以来，不计其数的文章、书籍和网络文章都讲述了如何在小型和大型医疗机构应用绩效管理相应法则，并取得显著成效。这种对绩效管理与日俱增的兴趣，与美国新的医改法案在各层面应用、推广电子病历密不可分。自 2005 年以来，电子病历的使用率翻了不止一番[1]。然而，无论应用场景如何，绩效管理都不仅仅是从列表中选择几个关键绩效指标并将对应的数据用图表展示出来，只是那些制作华丽的宣传册让你相信绩效管理不过如此而已。

让高层管理人员、科室主任和运营小组能够通过自己的手机来查看有关运营绩效、效用绩效、财务绩效和临床绩效最新数据的图像展示，这对组织中的每个人来说都是一项新的挑战。如原著所述，绩效管理可以带来更高的质量、安全性和更好的结果，要想实现这一目标，需要先选择一套智能技术工具，但肯定不止于此。绩效管理的不断深化，会涉及从门卫到科室主任的全体员工。

本书为第二版，与第一版类似，旨在为医疗信息技术高层管理人员和专业人士提供实用资源和参考。本书的目标读者包括首席信息官、信息技术管理者及其他相关工作人员，他们了解几乎任何规模医疗机构的信息技术运营，但可能不熟悉绩效管理，特别是临床、财务、文化等相关问题。读完本书，您将收获开展绩效管理所需的相关知识。当然，绩效管理只是您需要了解的管理工具之一，还需要依靠您的领导力和远见来实现成功的绩效管理。

1　美国国家卫生信息技术协调办公室.医师办公室电子健康档案的应用，Health IT Quick-Stat #50. dashboard.healthit.gov/quickstats/pages/physician-ehr-adoption-trends.php. 2016 年 12 月。

自本书第一版出版以来，美国医疗卫生系统发生了很多变化。"有效率运用"的说法现在脍炙人口。第一版附录中列出的许多管理组织已不复存在，出现了新的组织来填补空缺。患者及医师都可通过门户网站查找最新的可信信息。如今，包括互联网在内的计算机技术无处不在。然而，众所周知，将一个糟糕的流程自动化只会让事情变糟的速度加快。同样的道理，只交给医师一个平板电脑，并不能使其精通计算机技术。

本书结构

本书包括了对战略级财务和临床绩效指标的筛选、集成。本书讨论了绩效管理工具，包括统计过程控制方法、管理策略，以及驾驶舱、平衡计分卡等图像显示。本书还为尚未在医疗机构中应用质量工具的读者提供了涵盖面广泛的最新术语汇编和参考资料，以指明信息来源。

本书由以绩效管理为主题的独立章节构成。在探讨其应用领域时，会提及相关的智能技术，并利用真实案例来阐释关键概念和挑战，以帮助读者获得绩效管理特定应用领域的相关信息。

第1章 医改催生的电子病历和绩效改革

本章分析了现代医疗机构中绩效管理项目可能带来的各种改革愿景和现实场景，这些机构既包括小型医疗机构，又包括大型研究型医院。

第2章 绩效管理策略

本章探讨了绩效管理策略，以医疗领域为例探讨特有的策略计划。

第3章 绩效驱动数据"有效率运用"

本章对绩效管理项目各环节和场景中的有效率运用进行概述。

第4章 绩效管理周期

绩效管理是诊断、分析和实施的闭环周期。本章提供了整个周期的流程图，包括从自我测评、绩效指标构建和执行，到报告生成和分析总结。

第5章 关键绩效指标

本章探讨了关键绩效指标在绩效管理中的作用，指标选择的思路、方法和途径，以及指标选择和应用过程中面临的挑战。

第6章 运营指标

本章介绍了关键的财务、运营和效能绩效指标。28个服务能力和利用率指标、13个资本结构指标、15 个流动性指标、12 个生产力和效率指标、22 个收入费用和盈利能力指标，以及患者和医保支付方组合、定价策略等领域的指标都是通过计算机定义的。本章还描述了它们为决策提供支持的作用。

第 7 章　临床指标

本章汇集比较了美国、英国、澳大利亚等国家权威认证机构的临床绩效指标体系，涉及 101 个指标，即 33 个住院质量指标、16 个预防质量指标、20 个患者安全性指标、32 个儿科质量指标。本章还探讨了临床绩效指标的驱动因素，包括基于患者安全和对最佳效益选择的工具。

第 8 章　标杆数据

客观的、各行业的度量为决策者提供了评估其机构竞争力的基础。本章探讨了官方和非官方标杆数据的来源，以及依赖标杆数据进行绩效评估的局限性。

第 9 章　分析反馈

绩效管理依赖于决策者基于指标、结果作出相应决策的能力。连接决策者和指标值的是报告，报告定义了管理者解读指标数据的有效性和效率。本章介绍了报告的形式，包括统计分析的表格及各种图形的驾驶舱等共 10 种图表类型，并给出了模板，还探讨了适用于每种图表类型的数据类型。

第 10 章　把握行为改变的方法和技巧

积极的行为改变是绩效管理对组织成功的主要贡献。如本章所述，说服决策者和临床一线医师改变他们的工作习惯以反映新信息通常是一项艰巨的任务。本章还介绍了绩效管理项目实施后不同维护阶段的变革模型、激励计划及可持续性培训等实施的关键问题。

第 11 章　统计分析与预测

本章从数据类型、数据质量及数据分析方法进行系统分析，给出 6 个案例，涉及 8 张图、2 张表，包括描述性分析、建模分析、检验、数据处理、预测模型建模等。

缩写词汇

本部分主要包括读者在绩效管理项目中可能会看到的主要缩写词汇。

术语汇编

对于在医疗机构处理行政、财务、临床和运营流程的信息技术主管来说，最大的障碍之一是使用恰当的词汇进行交流。术语汇编旨在帮助弥合用词鸿沟。

关于 HIMSS

HIMSS 即医疗卫生信息与管理系统协会（Healthcare Information and Management Systems Society），致力于通过信息和技术推动全球医疗生态系统的变革。作为非营利组织，HIMSS 在健康创新、公共政策、数字医疗转型等方面，为全球健康生态系统的领导者、利益相关者和影响者提供咨询服务。

HIMSS 有专门针对从业人员的认证项目：Certified Associate in Healthcare Information and Management Systems（CAHIMS），Certified Professional in Healthcare Information and Management Systems（CPHIMS），Certified Professional in Digital Health Transformation Strategy（CPDHTS）；还有专门针对相关机构的评级、认证项目：Adoption Model for Analytics Maturity（AMAM），Continuity of Care Maturity Model（CCMM），Clinically Integrated Supply Outcomes Model（CISOM），Digital Imaging Adoption Model（DIAM），Electronic Medical Record Adoption Model（EMRAM），Infrastructure Adoption Model（INFRAM），Outpatient Electronic Medical Record Adoption Model（O-EMRAM）。

为推广医疗卫生信息与技术和信息学最新研究、进展，HIMSS 还会出版相关书籍。泰勒－弗朗西斯出版集团（Taylor & Francis Group）旗下的 CRC Press 是 HIMSS 图书的独家出版商和经销商。

本书原著即为 HIMSS 组织出版的系列图书之一。

章节导读

第1章 医改催生的电子病历和绩效改革

原著作者深谙信息技术之道，在第一部分便开宗明义，指出"在没有创新性的技术、流程或策略的情况下，管理层不可能以低成本获得无限量的高质量指标数据"。而绩效管理便是解决该问题的一种创新性策略。这个论断让人既意外又惊喜。难得搞技术的人真正懂得改革和发展的精髓，即若没有创新，实际上是难以高质量发展的。原著作者为了解释创新可能带来的变化，分析了创新的各种约束条件，利用三角形的正交特性描述了可及性、质量和成本的三角关系，既富含哲理，又易于理解。值得称道的是，本章提供的案例是如何利用电子处方避免用药差错。所总结的案例经验是，解决用药差错不能完全依赖技术，而应该用更多时间完成流程再造和策略方案。在本章结尾，原著作者给出了切中要害的忠告，指出绩效管理两种常见的极端方式，一种是最初使用过多的指标，急功近利；另一种是过于简单，指标太少。而这两种情况都是普遍存在的。

第2章 绩效管理策略

观察问题的出发点和所用的管理工具决定了绩效战略定位。原著作者首先对绩效管理的策略进行了全方位的审视，认为通用策略是所有组织而不仅是医院适用的策略，这其中谈到了全面质量管理、客户关系管理、知识管理、标准化组织等6种组织管理常用的管理工具。原著作者从组织发展的宏观层面着眼绩效管理，谈绩效时先探讨宏观面问题再剖析具体问题的流程值得借鉴。另外，原著作者从医疗机构的外部评价着眼，介绍了美国及其他国家医疗领域的特定策略，如美国医疗机构评审联合委员会、老年医疗保险和医疗救助服务中心，英国国家卫生服务体系，国际化标准组织等。在案例部分，原著作者认为，无论是自主开发还是外部开发，将数据保存在本地或云端都各有利弊，在信息系统开发问题上能够不偏不倚，保持实事求是的态度也足见其超然姿态。

第3章 绩效驱动数据"有效率运用"

本章的看点是"有效率运用"。其更耳熟能详的提法"meaningful use"出现在美国于2009年颁布的《美国复苏与再投资法案》中的"经济与临床健康信息技术法案"部分。美国推进医疗机构信息化，政策立法先行，即好则奖励，反之惩罚。本章所介绍的"有效率运用"相关规范，包括医院的规范、执业人员的规范，同时叙述了规范的细节，值得借鉴。原著作者也说明了不同的医院可以利用组合的项目实现目标。政策运行规律表明，对于政府已经明文确立的规范，越是遵守越有可能获利，若变革慢则可能遭受损失。

第4章 绩效管理周期

本章以承诺作为逻辑起点，在对目标机构进行评估后，明确需要改进之处，再研究指标体系，确认落地实施的工具和技术并执行，最后再分析、行动。本章所言的"承诺"即访谈高层、分析战略地图、规划绩效变革、咨询相关利益方。简而言之，就是从访谈开始，确立目标和定位后，根据目标进行评估，了解具体情况，发现可改进之处，再逐步实施。将自我评估置于非常重要的战略地位，先进行定位和评估，再开展技术性行动，这一做法非常具有借鉴意义。在最后的深度思考中，原著作者务实地探讨了商业问题，包括验收、保修期等，为商务处理提供了经验之谈，具有现实性与可操作性。

第5章 关键绩效指标

在完成前文所述的工作后，开始进行指标筛选。在指标选择上，原著作者所言的指标是先"自上而下"再"自下而上"的路径。指标先从宏观层面规划，不必拘泥于财务、应用管理、临床等传统领域，然后再由下至上确定细节，进行实施。令人眼前一亮的是，本章还提供了一些公式，如计算指标可行性、需求技术可及性的决策矩阵，通过这些计算方法能让人知道哪些指标是可行的。本章还针对数据收集、指标量级的确定、指标定义等方面给出了实例，其在指标开发上的技术和讲究值得学习借鉴，具有很强的可操作性。

第6章 运营指标

本章是医疗机构非临床指标的集大成，是一个丰富的指标库，囊括了六大方面几百个指标，如服务能力和利用率、资本结构、流动性、患者和支付方组合、生产力和效率、收入和费用、盈利能力等，为医院绩效指标的设立、绩效考核及学术研究提供了指标参考，能够解决实践中参考指标不全、不够的困惑。在最后的思考中，原著作者专门提示，这些指标只是备选，指标使用需要在充分做好前期工作的基础上，与当地实际情况结合，不能简单地照搬照抄，而要赋予指标灵魂。

第7章 临床指标

本章介绍了美国、英国和澳大利亚相关部门的指标。这些指标中，既有政府发布的官方指标，也有商业机构、医学专业团体、标准机构等组织发布的指标。作为临床指标设计的参考，医疗机构科室根据需求来筛选指标。原著作者指出，这些指标为医疗机构科室提供了广泛的选择，但仍将进行不断的动态调整和修订，每年都会有所变化。合适的指标才是最好的指标，而指标合适是需要磨合的。

第8章 标杆数据

标杆数据作为独立一章来阐述，别出心裁。标杆数据是指经过处理后，已经汇总的，经过分类分析的数据。研究绩效管理需要参考外部的标志性指标。这些指标能够反映医院各个指标维度的实际情况，对医院的对标有参考意义。本章也介绍了获取国际上标杆数据的相关渠道。现实中管理数据脱敏处理后有助于医院之间的比较，是绩效管理必备的环节。本章还温馨提示，标杆数据既有可能形成激励，也可能导致自满。因此标杆数据不能绝对化，而是要鼓励不断创新。

第9章　分析反馈

本章提供了撰写绩效分析报告的一些范例，对报告内容的设计、制图指南、图表软件、制作平衡计分卡等都提供了参考，详细展示了获取数据后分析报告的形成过程。同时，原著作者提供了二十几种图形报告生成软件供读者选择。此外，原著作者还对平衡计分卡的原始象限进行了对比，叙述了平衡计记分卡的发展过程。最后，原著作者指出，最先进的报告应该有预测建模。绩效分析报告不但要解决是什么的问题，同时也要解决未来是什么的问题，指明发展的方向。

第10章　把握行为改变的方法和技巧

本章在绩效管理导入中引入行为的阶段变化模型进行分析，即绩效变革必然要经历前意向阶段、意向阶段、准备阶段、行动阶段、保持巩固阶段。绩效没有取得良好成效的原因是对绩效的阶段性认识不充分。同时，本章还专门提及了激励。绩效离不开激励，绩效的主要目的在于形成激励，激发积极性。此外，本章还无一遗漏地介绍了培训设计、信息技术的培训等事项。原著作者提示，好的方案能够通过激励取得成功，但激励不能替代项目本身，项目本身足够完善才能通过激励取得成功。

第11章　统计分析与预测

本章对统计学在医疗绩效中的经典运用进行了介绍。原著作者从学理上谈到了数据类型、数据质量，介绍了常用的统计学描述分析方法、推论分析方法、趋势分析方法及指标的校正等。本章对那些了解计算机知识，有一定管理基础，但苦于没有统计学方法的读者有很好的帮助，为其进行数据挖掘提供学习渠道和参考。同时，本章的呈现也为整个绩效链条，即战略确定—组织实施—统计分析画上了圆满的句号。

王虎峰

2023 年 5 月

目 录

第1章

医改催生的电子病历和绩效改革

在许多方面，美国医疗行业因为要向所有人提供高质、低价的医疗服务而不堪重负，尽管人们普遍认识到，通过提高质量或可及性来提升组织绩效必然会增加成本，类似于联邦快递要用一张平邮邮票的价格来提供保证隔夜送达的服务，还要在每个街角都设置取件亭。正是出于该原因，大多数成功的企业提供的产品和服务都是基于质量、成本或可及性等相互关联的特征而展开竞争的，这些企业通过提供这些产品和服务来为自己确定细分市场。例如，联邦快递因在美国全国范围内提供保证隔夜送达的服务而生意兴隆，其快递费用高达美国邮政总局常规邮件费用的 20 倍，还是有很多人愿意花钱购买快递服务，而不愿自己去递送物品。

与其他许多行业不同，美国的医疗行业从未真正达到稳定的状态，而是几乎一直处于波动之中。以下是导致上述现象的一些因素。

- 人口老龄化。
- 全球经济长期放缓。
- 对昂贵、复杂技术的依赖程度越来越高。
- 遵守《健康保险携带和责任法案》（Health Insurance Portability and Accountability Act，HIPAA）所带来的开销。
- 《经济与临床健康信息技术法案》有关电子病历有效率运用激励项目[1]的内容可能带来的财务影响。
- 患者期望值上升。
- 联邦层面对医疗行业的未来完全缺乏政治共识。
- 电子健康记录的覆盖面扩展到不仅包括来自医院的电子病历，还包括来自保险公司的患者健康档案（patient health record，PHR）。
- 不断发展的老年医疗保险和医疗补助计划，联邦和各州都在其中添加了不同内容。
- "拿食谱当医书"成为常态，医师的工作满意度随之降低。
- 临床医师长久以来的信念：财务问题不应妨碍到对患者最有利的服务。

---

1 有效率运用激励项目（Meaningful Use Incentive Program），是美国联邦层面的项目，鼓励符合条件的专业人员和医院采用、实施、升级和有效率地使用经过认证的电子健康记录技术。

1

尽管这些大相径庭的观点造成了混乱，但很明显，每个医疗机构都可以从开发绩效指标中受益，这些指标是管理层做出明智决策所需的。由于医院不仅需要展示自己采用了电子病历，还需要展示有效率运用，因此对于依赖公共医疗保险支付的机构而言，选用适当的指标变得更加重要。

适用于大多数医疗机构的衡量指标叫法不一，有的称关键绩效指标（key performance indicator，KPI），有的称质量指标（quality indicator，QI），还有的就简称指标，这些衡量指标是由绩效提升组织设定的，如美国医疗机构评审联合委员会（Joint Commission on Accreditation of Healthcare Organization，JCAHO）、老年医疗保险和医疗救助服务中心（Centers for Medicare and Medicaid Services，CMS）及美国医疗保健研究与质量局（Agency for Healthcare Research and Quality，AHRQ）。这些指标的目标涵盖面非常广泛，从确保老年医疗保险和医疗补助的全额报销，到实际帮助管理层更有效地指导其医疗机构资源的使用、最大限度地保证患者的安全并促进临床最佳实践，再到提高患者对其医疗服务提供者的满意度。

1.1 绩效管理

在没有创新性的技术、流程或策略的情况下，管理层不可能以低成本获得无限量的高质量指标数据。绩效管理就是这样一种创新性策略。绩效管理的基础是有效利用资源，通过利用衡量组织在特定领域绩效的指标来量化流程和结果，从而衡量对资源的有效利用程度。该策略在一定程度上依赖于利用多种多样的信息技术，从数据库管理系统的高速网络到用于数据分析和显示的软件及硬件。

如上文所述，成本、可及性和质量在几乎每个医疗机构中都是正交特性[1]（图 1.1）。在组织的物质、经济和法律约束范围内，由管理层来决定这 3 个变量的侧重程度。例如，如果管理层确定可及性，即快速得到医疗服务是组织的最高优先级，那么在其他条件相同的情况下，医疗成本可能会增加，质量可能会受到影响。为了让可及性数值更高，急诊（emergency room，ER）科主任可能会决定在每个班次中额外增加急诊全职医师，使得成本增加。相反，如果增加的工作人员主要是从事其他临床服务的住院医师，增加的成本应该不会那么明显，但医疗质量可能会受到影响。

图 1.1 左图说明了适用于大多数商业组织的约束条件，即模型中三角形的每一个顶点。如图 1.1 右图所示，引入创新性技术、流程或策略可能会减少对每个变量的相互依赖性约束，即模型中收缩的三角形。更多地关注质量、成本或可及性中某一个指标会导致其他两个变量的压缩，效果可能是对称的（1），或者不对称地偏向于可及性（2）、质量（3）或成本（4）。请注意，图 1.1 中引入创新性技术、流程或策略之前和之后的模型不是按比例绘制的。

1　正交特性（orthogonal qualities）："正交"原本在几何学中是指两条直线相交成直角，但在向量方面，这两条线是相互独立的；在计算技术中，用于表示某种独立关系，如果两个或多个事物中的一个发生变化，它不会影响其他任何事物。

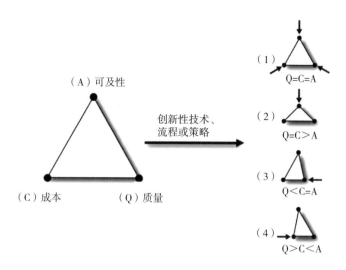

图 1.1 可及性、成本和质量相互正交的约束条件

在图 1.1（1）中，可及性、成本和质量作为三角形的三个顶点形成了对称收缩。在（2）中，质量和成本保持不变，但可及性增加。在（3）中，质量得以提高，而成本和可及性保持不变。在最后一个示例（4）中，成本降低了，但质量和可及性不变。成本、可及性和质量的变化代表着引入创新性技术、流程或策略对组织运营的改善程度。此外，这种转变需要时间，而且可及性、成本和质量的变化可能并非同步。例如，从纸质病历转向电子病历可能会急剧增加成本，但会增加对患者数据的利用率，并提升数据质量。长期来看，电子病历的成本可能会逐渐下降至低于维护纸质病历的原始成本。利用图 1.1 中的模型，引入电子病历这一创新性技术的影响可以被看作是三角形收缩。

在深入研究这个公认的简单模型之前，有必要承认我的偏见。如果您注意到上面的最后一句话，就会发现我无意识地将创新性媒介的定义缩小为一种技术。从信息技术专家的角度来看，每个问题都需要一个信息技术解决方案。假设读者具有信息技术背景，重要的是至少要认识到信息技术解决方案存在的潜在偏见，并留意创新性的流程和策略。在绩效管理项目中过度依赖信息技术类似于临床医师过度依赖诊断技术。尽管美国在医疗和相关临床技术上花费最多，但是我们都知道美国医疗成绩在全球的排名。因此在本书中，当我提到创新性技术，请记住，该说法通常也适用于创新性流程和策略。

当然，随着创新性技术、流程或策略的引入，模型对称轴的收缩展示出了最佳情形。创新性技术可能会永久性地增加患者医疗的总体成本；可能无法按预期扩大规模，进而导致可及性降低；或是可能会导致错误数据的增加，从而降低质量。正如模型所描述的，最初，原始三角形的三条边界都会扩展（图 1.2）。在引入创新性技术（从 1 到 2）后，可及性、成本和质量最初会受到影响。引入创新性技术会改变以往常规的操作及患者就诊模式，并可能导致系统运行效率降低，质量通常也会受到影响（3）。随着时间的推移，质量会提高，但最初增加的成本仍然存在（4）。

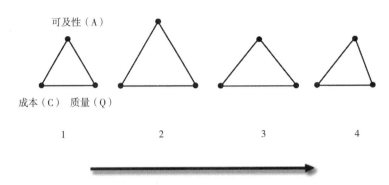

随着时间的推移，创新性技术、流程或策略所带来的影响

图 1.2 可及性、成本和质量动态模型

根据原著者的经验，图 1.2 描述的情况是常态而非例外。例如，当直线加速器最初在癌症治疗中心应用时，一次治疗可能需要 1 小时或更长的时间。如今，得益于软件的优化和辐射传输硬件的升级，射线可以在几分钟内精准地作用于患者。因此，每日可以使用定制化治疗方案来治疗更多的患者，这类治疗方案能够更精准地作用于靶向肿瘤组织。质量得到了改善，更多的患者可以接受治疗。新的直线加速器和软件虽然更高效、更有效，但是更昂贵。必须保持较高的就诊人次，才可以使成本的变化处于可接受的水平。

1.2 绩效管理应用案例

一家医疗机构提供医疗卫生服务，这些服务的成本、可及性和质量的约束因素可以由绩效管理策略重新定义。要想了解现实中绩效管理策略是如何做到这一点的，可以分析以下情景。一家资金有限的医院，其管理层面临来自社区的医疗质量压力，以及来自联邦政府的财务压力，这种财务压力源于与老年医疗保险和医疗补助支付有关的"有效率运用"法规。该医院的管理层决定适当采用电子病历，并将其药房服务信息化。其管理层还想在 5 年内推行其他质量和绩效提升项目，如患者电子标签（radio-frequency identification，RFID）、电子处方（computerized physician order entry，CPOE）系统、院内无线接入及数字影像系统（digital picture archiving and communication system，PACS）。这一愿景也是响应患者的需求和期望，并满足老年医疗保险和医疗补助电子病历激励计划特定的阶段性要求。

医院管理层关注的一个关键问题是患者安全，尤其是与用药差错有关的患者安全。在假设的这家医院中，与医院医师开具处方相关的用药差错占就诊次数的10%。在这些遭遇用药差错的患者中，有 10% 因药物不良反应而危及生命，必须转诊至急诊。回到案例中来，考虑到老年患者通常使用多种可能相互作用的药物，而其余的用药差错发生在用药医嘱中，因此有理由假设，很大一部分用药差错归因于多药联用。

为了减少因用药差错而导致的门诊或急诊就诊，医院管理层批准成立了一个绩效管理委员会，由信息技术部门成员、临床部门负责人和临床医师代表组成。绩效管理委员会旨在追溯用药差错的根源并加以解决，该委员会与临床医师和临床工作流程专家合作，设计针对医师的纸质问卷。最终得到用药医嘱流程的图示，该图示从患者与医师接触开始，到给药结束。

如图 1.3 所示，医师直接从患者那里收集数据，并使用电子病历查看患者的临床病史，包括当前的用药情况。医师作出初步诊断，将诊断结果记录在电子病历中，然后在处方簿上写下用药处方。随后，患者带着处方来到药房，处方在药房里经过转录，用药医嘱被输入独立的药房系统。药房系统生成一份报告，指导药房工作人员准备合适的药物。最后，给患者服药，或将药物交给患者，并将相应流程记录在药房系统中。

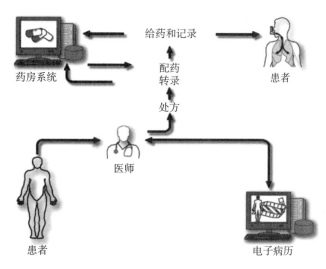

图 1.3 原始的用药医嘱流程（基于在医院门诊开具处方的医师填写的问卷结果）

图 1.3 所示的信息技术基础设施不支持实时数据收集，实时数据收集用于日常报告或与用药差错次数或种类相关的门诊就诊。该基础设施仍然会生成报告，但这些报告需要对药房和电子病历的数据进行批量处理。因此，这些报告所体现的情况是数周之前，甚至是数月之前发生的相关临床事件。

这些报告为以后的工作打下了基础。报告表明，我们假设的医院中最大的单一用药差错原因是处方这一环节，占用药差错的 39%（图 1.4）。给药和记录占用药差错的 38%，其余归因于转录和配药。

明确了用药差错原因之后，绩效管理委员会决定解决处方环节所导致的用药差错。许多技术解决方案可用于解决数据收集带来的挑战。其中一种解决方案是创建一个数据仓库和决策支持系统（图 1.5）。数据仓库是一个中央存储库，可以从整个医院的药房系统、电子病历和其他系统中选出临床和非临床数据。有权限调阅这些资料的决策者能够通过各种预报告和各种格式的数据挖掘工具快速浏览绩效指标数据。

该系统可以及时评估用药医嘱流程，包括医师的医嘱与患者因用药差错入院就诊之间的相关性。

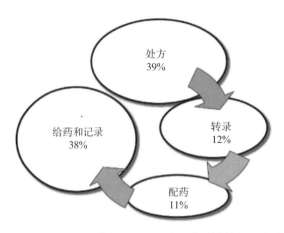

图 1.4　原始的用药医嘱流程导致用药差错的原因占比

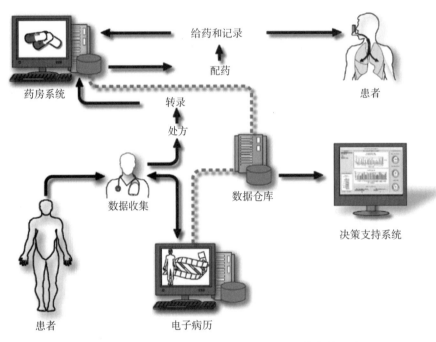

图 1.5　与用药医嘱相关的数据仓库和决策支持系统

　　绩效管理委员会与临床数据管理专家合作，确定能够揭示处方环节用药差错来源的关键指标。确定指标后，来自信息技术部门的绩效管理委员会的成员负责每日从医院各个系统中提取相应的数据并存储在数据仓库中。

　　3 个月后，通过分析一份新的每日用药差错报告，绩效管理委员会成员了解到，初始处方环节造成的 39% 的用药差错率可以分解到如下环节：获取患者病史占 7%，记录用药史占 12%，作出诊断 / 治疗决定占 5%，在处方簿上写下用药处方占 15%（图 1.6）。用药差错率最大的环节为在处方簿上写下用药处方，可以通过用关键绩效指标改进电子处方方式解决。

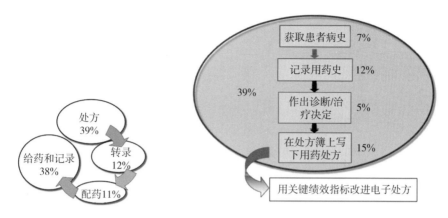

图 1.6 与初始处方环节相关的各类用药差错原因占比

为了减少用药差错率，绩效管理委员会要求门诊医师核实患者对药物的不良反应。绩效管理委员会还为医院的患者信息门户网站开发线上患者培训教材，说明遵循处方的重要性。

除了改善患者行为，绩效管理委员会还决定改变医师在处方簿上写下用药处方的一些行为，这些行为曾导致 15% 的用药差错率。除了培训医师，信息技术部门的绩效管理委员会的成员还说服管理层使用电子处方系统，电子处方系统已经成为医院长期信息技术发展计划中的一部分。电子处方实施日程得以加速，绩效管理委员会指定了一个团队来确定最合适的指标，以监测电子处方进一步降低用药差错率的有效性。

在引入电子处方系统 2 个月后，归因于在处方簿上写下用药处方的用药差错率从 15% 下降到 3%，远低于绩效管理委员会定下的目标。电子处方系统还省去了整个过程中的转录步骤。如图 1.7 右图所示，省略了转录环节之后，新的用药差错原因占比如下。

- 处方：27%。
- 配药：16%。
- 给药和记录：57%。

图 1.7 展示了引入电子处方系统作为绩效管理项目的一部分后，用药医嘱流程（左图）和差错率（右图）的情况，和原始的用药医嘱流程导致用药差错的原因减少了在处方簿上写下用药处方导致的用药差错，并省略了转录环节。针对在门诊工作的医师及其患者的培训也起到了类似的效果。

绩效管理委员会决定专注于记录用药史这一环节，这一环节曾导致 12% 的用药差错率。医师通常负责在电子病历中记录患者的用药史，因此他们将承担输入其他历史数据的相关额外工作。有了电子病历，就不需要额外的信息技术基础设施。绩效管理委员会又邀请临床工作人员作为代表，以确保他们支持这一项目。

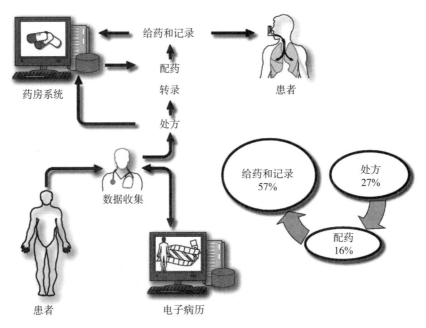

图 1.7　引入电子处方系统后的用药医嘱流程（左）和用药差错多原因占比（右）

1.2.1　总结分析

通过以上案例分析可以发现，即使构建了数据仓库和决策支持系统，也不会直接得出临床决策方案。相反，它们只是信息基础设施的一部分，是决策者作出明智决策所必需的。由绩效管理委员会决定监测哪些指标，确定指标值的可接受范围，分析数据，并根据其分析采取行动。该情景还说明，数据采集不仅仅是将数据从一个计算机系统移动到另一个计算机系统。通常，还未获取数据，必须设计新的采集方法，包括机器可读的纸质问卷和经改进的应用程序。

决策者的视角会影响绩效指标的选择。例如，首席财务官为可接受的用药差错率设定的标准可能是每季度少于 10 起诉讼或一个报表周期内的和解金额低于 25 万美元。相比之下，如果每月只有不到 5 名患者因用药差错而被急诊收治，临床科室主任可能会感到满意。然而，并没有完美的指标或视角。诉讼的数量可能受到看似无关的因素影响，如失业率。此外，只有一小部分用药不当的患者可能需要前往门诊或急诊就诊。通常情况下，遇到用药问题的患者可能会决定自行停药。如果患者的情况不治疗可能危及生命，通常会导致患者健康状况恶化，以及紧急救治费用大幅增加。

正如上述场景所示，解决一个通过绩效管理方法确定的问题，可能会产生意想不到的结果。要使电子处方比原计划更早实施，必须从时间表中删除其他工作，并且必须投入额外的资源。该决策的总成本可能相当大，既包括直接成本，也包括间接成本。

上述场景还说明了如何一次针对一个因素来减少用药差错。将最初的目标设定为彻底消除用药差错是不合理的，也是不可行的。通过首先处理最主要的用药差错因素，可以监测并在必要时修改干预措施。绩效管理委员会如果试图一次性解决所有或大多数已知的用药差错因素，那么肯定会失败。此外，不可能确切预判哪些干预措施会成功，哪些干预措施会失败。

需要注意的是，原著者已经有几十年没有见过医院使用纸质处方了。幸运的是，原著者生活和工作在被医疗信息技术包围的时代，一家医院通常每年在信息技术项目上花费 500 万～ 1000 万美元。即使您可能处在类似的环境当中，也需要注意，在美国全国范围内，这是特例且非常规。此外，尽管在信息技术方面投入了大量资金，但原著者并没有听说在这个或其他任何高科技泡沫中，有哪家医院是零用药差错的。这有力地表明，我们需要花费更多的时间和精力来研究针对用药差错和其他临床问题的流程和策略解决方案，而不能完全依赖于技术。

1.3　深度思考

绩效管理是医疗机构的执行管理层可用的众多管理方案之一。虽然它不是质量管理的最终产出，但如果执行得当，绩效管理似乎比许多替代方案更好。从务实的角度来看，尽管实施绩效管理有很多环节流程，要采取很多行动，但会促进和推动优质医疗，并得到监管机构的支持。即便如此，读者也应该意识到绩效管理的局限性。

绩效管理在很大程度上是无形的。绩效管理不是可以从供应商处购买、设置，然后在设备柜或云端自己运行的软件包。绩效管理策略可以获得技术的支撑和赋能，但管理和改变取决于组织中人的参与。

改变需要时间。行为改变是有效的绩效管理项目的基石。即使有最好的设计（培训）和图景，人们改变起来也非常缓慢。您的时间表和培训资源规划应反映这一现实。

对于质量指标的显著差异可能有多种解释。发现重要的质量指标并不一定表明流程有缺陷或需要新的算法来解决临床中发现的问题。例如，一位临床医师无意中对患者进行了与其同行不同的编码，这可能导致在临床系统中出现非随机误差。当有新的临床医师通过医疗机构的兼并收购或正常招聘程序进入或转入医疗卫生系统时，可能会出现更多因人为因素而导致的错误和可变性。

绩效管理持续演变。如果其他行业的变化影响到医疗领域的变革，绩效管理往往会融合许多知识管理相关的技术。为应对运营和政治压力，还可能会出现其他渐进性的改变。

底层技术不完善。绩效管理项目的工具并不是可购买的商品。驾驶舱、数据仓库和其他医疗基础设施及数据管理技术都没有行业标准，只是一个图景快现。

可能需要投入很多资源。绩效管理项目通常需要预先投入大量的资金和时间。一旦基础系统到位，培训决策者、设计新绩效指标和创建新报告都会产生相关成本。还有通常的软件维护成本，平均为每年购买价格的 30%。

可能会有意想不到的连锁反应。理想情况下，执行良好的绩效管理项目能够将临床人员与管理层联系起来。然而，如果没有适当的基础工作，包括在设计和开发的各个层面吸纳临床医师的反馈意见，绩效管理项目可能反而会降低士气。没有受到绩效管理项目的鼓励，但知道自己的工作处在绩效管理监测之下的临床医师，工作可能会更细心，但工作效率较低。这可能导致医疗质量的提高，但边际成本却让人无法接受。同样，指标设计不当会导致医师以牺牲患者的利益为代价来满足指标，可能会节省成本，但医疗质量可能会受到影响。

避免走极端。一种情况是大家最初倾向于使用过多的指标，并用急功近利的方法去操作。毕竟指标的数量和性质是随着时间而变化的。另一种情况是指标过于简单。不管是什么规模的医院，有多少资源投入，这两种情况都会以失败告终。

（翻译：王 宏 一校：卢 璐 二校：茹文臣）

参考文献

第 2 章

绩效管理策略

绩效管理通过量化过程和结果来促进对资源的有效利用。该方法可能有如下优势：更好地利用财务资源、提高利用率、更好的临床结局、增强患者安全性，以及让患者更满意。如第 1 章用药差错场景所示，这些好处最终源于行为改变——患者越来越遵从医嘱，医师则充分利用电子处方系统。

2.1 通用策略

绩效管理是医疗机构可用的许多业务策略之一，其任务是提高服务质量的同时控制成本。与绩效管理相关的策略在医疗领域取得了不同程度的成功，包括统计过程控制、全面质量管理、客户关系管理、作业成本法、知识管理和国际标准化组织。以下将一一介绍这些策略。

2.1.1 统计过程控制

统计过程控制（statistical process control，SPC）的目标是确定一个过程是否在统计规范内运行。也就是说，统计学分析用于确定观察到的变量变化是归因于随机变化还是其他因素。六西格玛[1] 是对统计过程控制的延伸，最先在摩托罗拉试行，旨在消除非随机变化，使错误的发生率与平均值只相差 6 个标准差（σ），即约百万分之三的错误率。

自 20 世纪初引入统计过程控制以来，统计过程控制一直被成功用于制造业。在医疗领域的绩效管理项目中依赖统计过程控制所带来的挑战与其对异常值的处理有关。因随机变异或"常见原因变异"而改变过程，对数据作出回应，可能会产生不稳定的过程。相反，如果非随机变异被错误地解释为随机变异，过程就将变得越来越不稳定，因为导致变异的因素会变得更加突出。

在统计过程控制的语系中，常见原因变异归因于过程或系统中固有的随机性。相比之下，非随机或特殊原因变异是不寻常的、不可预测的及不稳定的，并且是由过程之外的因素引起的。要想了解可用于区分随机和非随机变异的基本统计学方法，请参见第 11 章。

1　六西格玛（six sigma），是由当时在摩托罗拉任职的工程师比尔·史密斯（Bill Smith）于 1986 年提出，是指以"零缺陷"的完美商业追求，带动质量大幅提高、成本大幅降低，最终实现企业财务成效的提升与企业竞争力的突破。

2.1.2 全面质量管理

全面质量管理（total quality management，TQM）是一种基于持续改进承诺的策略。该策略旨在通过关注底层流程来改进系统，而不只是简单地识别和解决异常值。全面质量管理也是以客户为中心，因为客户即医疗领域中的患者，是确定服务质量是否达标的人。

20 世纪 90 年代，许多组织将全面质量管理当作一种通过裁员来节省成本的方法。系统改进总是会减少提供相同服务水平所需员工的数量。结果是处于被裁员危险中的员工，几乎是每个人，都抵制该策略。

有人说全面质量管理是变相调整人员的策略，随着该说法的传开，员工对该策略的抵制非常强烈，管理层最终发现他们甚至无法与员工讨论全面质量管理项目。得到的教训是，如果将绩效管理项目作为调整人员的计划来推行，那最终将遭到员工及其工会的强烈抵制。如需全面了解全面质量管理，包括基本的 8 项原则，请参阅美国质量协会（American Society for Quality，ASQ）网站（asq.org/learn-about-quality/total-quality-management/overview/overview.html）。

2.1.3 客户关系管理

客户关系管理（customer relationship management，CRM）是一种管理组织与客户（包括医疗领域的患者和潜在患者）关系的策略。客户关系管理提倡互利共赢的业务，回避无利可图的业务。例如，不鼓励需要更多医疗资源的年长、体弱人士参加特定的管理型医疗计划。相反，该计划会积极招募年轻的健康人士。这种成本控制形式虽然临近道德和法律的边缘，但在《平价医疗法案》颁布之前，在医疗领域十分普遍。《平价医疗法案》使得保险公司无法劝阻或拒绝有既往病史的患者。

对于绩效管理项目而言，客户关系管理是归集医疗活动和业务并挖掘具有盈利潜力患者的技术。客户关系管理依赖于对偏好和过去行为的描述来预测未来的行为。例如，从事极限运动的潜在患者比一直坐在游戏机前的同龄和同性别的人更有可能因手臂骨折而出现在急诊室。客户关系管理技术可用于衡量患者满意度，确定如何最好地吸引新患者，并揭示可用于预测门诊和住院负荷的行为模式。

2.1.4 作业成本法

作业成本法（activity-based costing，ABC）并非最严格意义上的业务策略，而是一种成本会计形式，与传统的成本会计方法相比，它可以生成更精准的成本和绩效信息。作业成本法通过关注执行特定流程的成本，而非部门或分部级别的总成本来实现这种精准性。作业成本法向管理层提供流程级别的成本，因此更容易确定与绩效管理项目导致的流程变更相关的成本。

试想一下，在使用传统会计方法的医院中，可能没办法直接确定修改处方流程的成本。因此，可能无法获得利用电子处方或其他技术来修改流程的全部成本。这一现实反映了许多首席信息官在尝试使用传统会计方法证明信息技术项目的投资回报率（return on investment，ROI）时面临的长期挫败感。

总分类账和其他传统会计方法揭示了供应商提供的电子处方系统的合同成本，然而却没有显示出内部信息技术支持的额外"隐藏"成本，这类成本可能由信息技术部门以雇用新员工的形式吸收掉。药房员工不再抄录手写的或电子邮件形式的处方，这种工作量的减少可能不会导致工资减少或成本节约。相比之下，在更改任何流程之前和之后为医嘱流程的每个步骤分配成本，可以量化信息技术部门和药房需承担的财务负担。

2.1.5 知识管理

知识管理（knowledge management，KM）是一种审慎的、系统化的业务优化策略，涉及信息的选择、提炼、存储、组织、包装和交流。典型的知识管理操作流程图请参见图 2.1。每个成功的知识密集型组织中都有一定程度的知识管理，包括数据驱动的医疗企业在内。

知识管理对绩效管理的贡献之一就在于知识管理将智力资本视为重要的组织资产。知识管理定义了 4 种类型的智力资本。

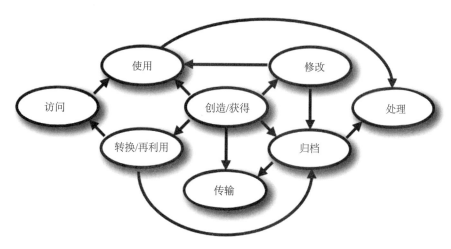

图 2.1 知识管理操作

- **人力**——包括组织中的临床工作人员、管理人员和其他员工的知识、技能和能力。如果没有适当的知识管理策略，当关键人员离开组织时，他们就会带走他们的技能、能力和知识。例如，当最优秀的心外科医师离开现在任职的机构到竞争处在职时，可能会出现一个知识真空地带，即便在全国范围内搜寻人才，也可能无法填补。
- **客户**——组织与其患者关系的价值。因为患者经常与他们的临床医师建立起联系，所以机构和临床工作人员通常共有客户资本。
- **结构**——独立于创建它们的员工和管理人员的流程、结构、信息系统、财务关系和知识产权。信息技术基础架构通常需要数年时间才能构建起来，甚至需要更长时间的调整才能适应医疗机构不断变化的需求。

■ **知识产权**——专利、许可、商标和版权。知识管理将智力资本视为一种可以通过绩效指标进行跟踪、衡量和分析的资产，就像其他任何临床或非临床变量一样。与客户和员工不同，知识产权可以很容易地买卖并锁在保险箱中。

要想完全实现知识管理的优势，面临的主要挑战是，很少有医疗机构能够充分发展到可以利用该策略的程度。知识管理主要关注记录"是什么"，而绩效管理和其他大多数质量项目的主要关注点是确定"应该是什么"。因此，只有在流程优化之后，而不是在作为变革驱动力的绩效管理项目期间，在整个机构范围内保留的智力资本才有意义。即便如此，为知识管理开发的许多工具和技术也可以直接用于绩效管理项目。知识审计、结构化协作、实践社区的发展、知识图谱和社交网络分析可以直接应用于绩效管理周期的测量或信息收集阶段。第 3 章将就此展开详细讨论。

2.1.6　国际标准化组织

国际标准化组织（International Organization for Standardization，ISO）是一个由各国标准机构组成的全球联盟，在世界范围内被公认是质量项目的推动者。ISO 9000 系列国际质量管理标准侧重于以一致的和受控的方式进行适当的活动，以满足客户需求。ISO 9001: 2015 是 ISO 9000 系列中唯一针对产品和服务的认证标准，它基于一系列质量管理原则，旨在确保始终如一的优质产品和服务。国际标准化组织的自发标准对绩效管理的最大贡献或许在于该标准提高了从医疗器械制造到提供医疗服务这一整个医疗行业的质量意识水平。

2.2　医疗领域的特定策略

多个公立和私立的医疗系统机构（具体机构及其 URL 列表请参见附录 A）都创建了绩效管理项目。

最具影响力的机构包括美国医疗机构评审联合委员会、老年医疗保险和医疗补助服务中心、美国医疗保健研究与质量局及英国国家卫生服务体系（National Health Service，NHS）。国际标准化组织还凭借 ISO 9000 和 ISO 9004: 2000 标准在医疗行业极具影响力。

大多数美国医疗机构遵守或至少承认美国医疗机构评审联合委员会、老年医疗保险和医疗补助服务中心及美国医疗保健研究与质量局制定的认证标准。此外，这些机构经常合作，以尽量减少医院的数据收集工作。例如，美国医疗机构评审联合委员会与老年医疗保险和医疗补助服务中心合作，统一规范报告急性心肌梗死和心力衰竭质量衡量标准所需的数据。

2.2.1　美国医疗机构评审联合委员会

美国医疗机构评审联合委员会质量促进项目（JCAHO's Quality Program，JCAHO's ORYX）将绩效指标整合到其认证过程中。美国医疗机构评审联合委员会根据结果参数定义绩效，其中大部分是对效率、适当性、可及性、及时性、有效性、连续性、安全性和尊重关怀等硬性、客观的衡量标准。美国的医疗机构要想得到美国医疗机构评审联合委员会的认证，就必须从委员会维护的列表中选择结果指标，并收集和提交相关数据。

有一个必选的指标清单要求医院参与，还有一个附加的指标清单要求医院参与其中的自选子集。具体的认证要求取决于医疗机构的性质。美国医疗机构评审联合委员会为门诊医疗、行为医疗、紧急就医医院（critical access hospital，CAH）、家庭护理提供者、医院、护理中心、办公室手术设施及病理学和临床实验室提供认证项目，每个项目都有不同的认证要求。医院指标要求进一步由场所类型（独立精神病院、小型医院或医院）及每年的活产婴儿数量（如果有）来定义。

要想获得认证，美国医疗机构评审联合委员会必须制订系统性、普遍性的书面计划，并得到医务人员、高级管理层和理事会的积极支持。美国医疗机构评审联合委员会从事国内业务，致力于提高美国的医疗质量标准；而国际医疗卫生机构认证联合委员会（Joint Commission International，JCI）则从事国际业务，致力于提高美国以外的医疗质量标准。

2.2.2 老年医疗保险和医疗补助服务中心

老年医疗保险和医疗补助服务中心要求寻求老年医疗保险认证的医院制订整个机构范围内的质量保证计划，以评估患者医疗护理的质量和成本并监测结果。依照老年医疗保险和医疗补助服务中心的标准，有效的质量项目具有以下特点。

- 有计划性的、系统性的和持续性的，它不是改善组织干扰因素的唯一灵丹妙药。
- 全面的，适用于组织的临床、财务、管理和治理职能。
- 依赖客观的质量衡量标准。具体的、预先确定的指标和标杆数据构成了指标的基础。
- 旨在将具体的行为反应与指标分析结果联系起来。
- 跨部门和不同质量职能之间的集成。
- 旨在让所有员工和提供者都参与其中。
- 旨在改善内部流程和患者结局。

老年医疗保险和医疗补助服务中心之所以特别有影响力，是因为它与有效率运用激励计划挂钩，第 3 章将深入介绍该计划。

2.2.3 美国医疗保健研究与质量局

美国医疗保健研究与质量局是可应用于任何绩效管理项目的信息和实用工具的宝库。例如，在美国医疗保健研究与质量局的众多产品中，有一个指标库，涵盖就诊、利用率、成本、有效性、安全性、及时性和以患者为中心的服务。美国医疗保健研究与质量局的年度美国国家医疗服务质量报告也是任何考虑绩效管理项目之人的必读之物。此外，美国医疗保健研究与质量局还为住院患者、预防和患者安全开发了质量指标模块。质量指标列表包括美国全国质量论坛（National Quality Forum，NQF）认可的指标，请参见附录 B。美国全国质量论坛是一个独立的、自发的、基于共识的成员机构，支持标准化的质量衡量标准。

美国医疗保健研究与质量局质量计划的最大优势是，可以通过老年医疗保险和医疗补助服务中心门户网站免费访问质量指标、工具和案例研究。美国医疗保健研究与质量局还在其可搜索的在线数据库中维护了一个综合的质量衡量标准库，包括由其他机构制订的质量衡量标准。美国医疗保健研究与质量局最有价值的免费产品或许是其质量指标工具包。该工具包由各种资源组成，按逻辑顺序分组，从评估是否准备好改变，到分析计划的投资回报率。

- 评估是否准备好改变。
- 将质量指标应用于贵医院的数据。
- 确定质量改进的优先事项。
- 实施循证策略以改善临床服务。
- 监测改进的进展和可持续性。
- 分析计划的投资回报率。

美国医疗保健研究与质量局质量指标工具包是美国医疗保健研究与质量局提供的众多工具包之一，可能对机构的绩效管理项目产生影响。例如，QU 工具包有一个独立的儿科版本，还有用于评估电子病历设计和可用性及健康信息技术项目的工具包。有关美国医疗保健研究与质量局工具包的完整列表请参见附录 C；有关美国卫生服务研究与质量管理局质量指标工具包组件的摘要请参见附录 D。

2.2.4 英国国家卫生服务体系

英国国家卫生服务体系成立于 1948 年，根据需要为所有公民提供医疗卫生服务。英国的 4 个组成部分每个都有自己独立的卫生服务体系。英格兰的卫生服务体系是世界上规模最大、历史最悠久的单一给付卫生服务体系，被组织成医院托拉斯，这些托拉斯是松散的公共部门公司。托拉斯类型包括医院、心理健康、救护车服务和社区健康。为这些托拉斯建立的质量标准和指标，从初级的统计验证到针对患者消费的描述，公众都可以在网上免费查阅。

英格兰的卫生服务体系质量指标在第 6 章和第 7 章进行了更为详细的讨论，附录 I 还列出了一个子集。国家卫生服务体系质量项目是由政府资助的，因此众多期刊文章以此为主题，质疑该策略并阐明了医学绩效管理方法的缺点。原著者鼓励读者回顾当前的文献，这些文献描述了国家卫生服务体系在努力提高英格兰医疗质量方面取得的成功和未解决的挑战。此外，英格兰卫生服务体系的维基百科词条提供了该体系详细的政治历史，包括英国脱欧对人员配备的影响。

2.2.5 国际标准化组织

如前所述，国际标准化组织标准的设计是通用的，即它们同样适用于任何规模的产品或服务机构。然而，也有针对特定领域的医疗专用标准。例如，基于 ISO 9001 的 ISO 13485:2016 专门针对医疗器械，ISO 15189:2012 规定了医学实验室的质量和能力要求。此外，国际标准化组织定义的国际标准分类（International Classification for Standards，ICS）领域包括医疗技术 ICS-11，是 40 个活动领域之一。医疗技术进一步细分为以下领域。

- 11.020：医学科学和保健装置综合。
- 11.040：医疗设备。
- 11.060：牙科。
- 11.080：消毒和灭菌。
- 11.100：实验室医学。
- 11.120：制药学。
- 11.140：医院设备。
- 11.160：急救。
- 11.180：残疾人设备。
- 11.200：人口控制、避孕器具。

这些领域中的每一个都可以进一步细分为更具体的领域。例如，适用于医疗设备的标准分类（ICS-11.020）包括医疗管理系统、医疗技术中的信息技术应用、医疗技术中的质量和环境管理、疗养院、辅助生活、美容手术和再生医学等领域。有关 ICS-11 的完整扩展列表，请参见 www.iso.org/ics/11.020/x/。

2.2.6 波多里奇医疗绩效卓越标准

采用绩效管理策略的医疗机构有资格申请波多里奇奖。该质量奖项由美国国家标准与技术研究院（National Institute of Standards and Technology，NIST）管理，该研究院通过与产业合作开发和提供高质量的测量工具、数据和服务，以促进美国经济增长。除了明显的营销用途之外，该奖项的价值在于，它作为一种自发的质量审核，可以帮助机构聚焦于其在绩效方面所做的努力。医疗框架中的 7 个核心标准领域如下所述。

- 领导力——高级领导才能和治理 / 社会责任。
- 策略——制订和实施。
- 客户——关注客户的需求和客户参与度。
- 测量、分析和知识管理——组织绩效、信息和知识管理。
- 劳动力——环境和参与。
- 运营——工作流程和有效性。
- 结果——医疗和流程、以客户为中心、以员工为中心、领导力和治理，以及财务和市场结果。

核心标准建立了事实上的绩效管理标准。有关该奖项的更多详细信息，请参阅文件《2017—2018年波多里奇卓越绩效框架医疗标准评论》，可通过以下网址下载：www.nist.gov/sites/default/files/documents/2017/01/12/2017-2018-health-care-category-commentary.pdf。

2.2.7 特鲁文健康分析

学术界和私营企业也制订了一些标准。例如，特鲁文健康分析——IBM沃森健康每年主要根据关键绩效指标确定美国排名前100的医院。奖项分为5个类别：大型教学医院、教学医院、大型社区医院、中型社区医院和小型社区医院。根据特鲁文健康100家顶级医院研究，以下是用于确定2017年美国百强医院的11项指标。

- 风险调整住院死亡率指数。
- 风险调整并发症指数。
- 核心指标平均百分比。
- 平均30日风险调整死亡率。
- 平均30日风险调整再入院率。
- 病情严重度调整平均住院日。
- 平均急诊科吞吐量。
- 病例组合和地区收入调整后的次均住院费用。
- 每个受益人的老年医疗保险支出指数。
- 调整后的营业利润率。
- 患者的医疗意识。

与波多里奇奖不同，特鲁文健康分析百强奖没有申请流程。美国排名前100的医院只是简单地在年度奖项中确定。

2.3 绩效管理工具

可用于支持绩效管理项目的工具范围从纸质表格、统计分析软件、数据集市和数据仓库系统、群件[1]，到高分辨率墙显示器、平板电脑和智能手机，再到基于电子标签的患者和设备追踪系统。典型医疗机构的信息技术基础设施包括在不同的、不兼容的硬件上运行并遵守各种协议的不同软件包，因此最有价值的工具是要能够实现或增强临床和业务数据的共享。无论这些工具采用通用数据存储的形式还是应用程序之间的接口形式，它们通常都支持非结构化数据管理。

---

1 群件，是一个网络软件概念，它定义了由一组（群）人使用的应用程序，基于如下设想：网络连接用户，这些用户应当通过网络互相操作，作为一个整体而提高整组的生产率。

数据仓库是简化报告操作的一种方法。理想的数据仓库是同质性中央存储库，集合了从组织中分散的、通常松散集成的应用程序中精心挑选的数据子集。该存储库经过优化，可支持快速数据挖掘、报告生成和决策支持。根据在每个应用程序中可以找到的关键数据的位置映射，利用软件和硬件技术来集成非结构化数据。例如，虽然从逻辑角度来看，数据仓库是集中式的，但从物理实施角度来看，存储库可能分布在全球各地的云端。重要的是无论特定位点和字节的物理位置如何，均可实现数据管理。

一旦组织内的业务和临床流程稳定下来，许多首席信息官都计划从非结构化的数据管理方法过渡到结构化的知识管理方法。然而，即使医院系统是从无到有建造起来的，由于不可避免的并购，通常也有几个遗留系统需要处理。此外，即使医院运行是稳定的，也存在从保险公司等外部来源导入患者数据的问题——每个来源可能使用不同的数据结构和不同的硬件平台。从信息技术的角度来看，使用适当的信息技术工具集实现绩效管理项目，在以下几个方面是一项挑战。

数据采集。来自计算机、手工抄写、利用光学字符识别（optical character recognition，OCR）和光标识别（optical mark recognition，OMR）处理纸质表格的自动转录、嵌入墙壁和门口的电子标签传感器、条形码阅读器和床头终端的数据时，必须以及时、准确且符合《健康保险携带和责任法案》的方式获取。支持网络和蓝牙的医疗设备越来越多地为医疗患者数据池和数据采集需求作出贡献。

数据传输。数据必须从条形码阅读器、电子标签阅读器、平板电脑和其他采集设备传输到在不同硬件上运行的应用程序上，以及从磁带或光学介质上的长期存储传输到本地硬盘或闪存驱动器上。决策者可能需要在病房、诊所、办公室、会议室、家中或旅行时访问临床或管理数据。因此，许多电子病历系统旨在支持可用 Wi-Fi、蓝牙和蜂窝数据连接的平板电脑和智能手机进行访问。

数据修改。在处理、过滤和格式化之前，原始指标值通常没有什么用处。例如，许多标准财务指标被定义为两个或多个变量的比率。

支持数据使用。数据驱动的软件工具使决策者能够识别出以最少的资源提供最重要的结果的干预措施。必须选择、安装和维护这些应用程序。决策者可能需要大量培训才能充分利用现有工具。

数据归档。原始数据和修改后的数据必须以能够经受住元素和时间的形式和格式存储。曾经，数据档案只是成本中心。如今，随着人们对结果和转化医学越来越感兴趣，患者数据档案是受到严密保护的宝贵资产。

数据转换。指标数据通常需要转换为应用程序专用的形式和格式。这可以像将日期格式从日 / 月 / 年更改为月 / 日 / 年一样简单，也可以像概念构图一样复杂，如将"心脏病发作"确诊为"心肌梗死"（myocardial infarction，MI）。

控制数据访问。早在《健康保险携带和责任法案》出现之前，维护电子记录安全就是信息技术一项主要的活动和挑战。为通常的用户名 / 密码组合作补充的访问控制技术，如由智能手机和其他消费电子产品普及的生物识别手段，现在越来越普遍。

数据清除。最终必须（或至少可以）以不损害患者或医师安全或隐私的方式清除某些临床和财务数据。数字碎纸机程序越来越普遍地被安装在知识管理的套件中。

2.4 深度思考

众多信息技术供应商瞄准了以上每个挑战领域。一些首席信息官选择将这些完全交给供应商，而另一些首席信息官则选择在内部至少开发一些基础设施和绩效管理工具。例如，将患者数据移动到云平台上可以避免对服务器场的本地投资。自行开发或主导开发工具的优势在于量身定做。内部开发的缺点是，在设计、开发和测试工具和基础设施时不可避免会出现延迟。当数据驻留在云端（如中西部某处的地下室仓库）而不是医院地下室的服务器上时，也会失去控制。无论技术问题是什么，资金通常决定了如何处理工具开发。

（翻译：王　宏　一校：韩书婧　二校：茹文臣）

参考文献

第 3 章

绩效驱动数据"有效率运用"

"经济与临床健康信息技术法案"是 2009 年颁布的《美国复苏与再投资法案》的一部分,该法案旨在促进医疗信息技术的采用和有效率运用。"有效率运用"是指在保护患者的隐私和确保患者健康资料安全的情况下,使用电子病历技术可以提高质量、安全性和效率,减少医疗健康方面的不平等,有利于建立良好的医患关系,提升护理统筹,改善公共健康。使用电子病历技术的既定目标还包括得到更好的临床预后及人群健康结局,增加透明度,赋予患者权利,提供丰富的研究数据。显然,在以政府主导的绩效管理项目这一举措下,有效率运用电子病历技术是重要基础。

3.1 胡萝卜加大棒

与任何政府项目一样,执业人员或医院是否具有合格资质,主要看付款方式及时间、申请开始和结束的日期、处罚,以及其他一系列问题都有许多规章制度。例如,在最初实施时,该项目使执业医师有资格从老年医疗保险中获得最高 44 000 美元的电子病历奖励金,或通过医疗补助获得 6 年 63 750 美元的奖励金。符合条件的医院可获得最高 200 万美元甚至更多的奖励金。

日程表上的开始推行阶段,即了解"有效率运用"的发展阶段(图 3.1)。在推开阶段,鼓励医院和医师积极使用电子病历技术作为绩效管理项目的杠杆进行考核,否则将面临财务约束,如扣罚应付拨款。2017 年,美国政府推出惩罚措施,即拒绝参加"有效率运用"项目的医师,他们的医保补偿将会被调低。

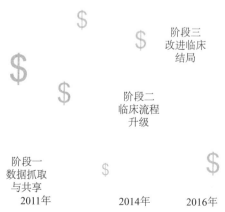

图 3.1 "有效率运用"奖励发展阶段时间表

虽然经济奖惩措施肯定会改变一些医师和医院的行为，但对我们来说，重要的是为医院和执业人员（包括医师）制定健康信息技术法规。美国国家卫生信息技术协调办公室（Office of the National Coordinator for Health Information Technology，ONC）不但制定了这些法规，还为美国医疗信息网络（Nationwide Health Information Network，NwHIN）提供资金，该网络创建了一套标准，提供一系列的服务和政策，能够确保健康信息在互联网安全交互共享。

3.2 医院"有效率运用"规范

电子病历激励项目为医院和紧急就医医院建立了核心目标和可选目标。截至 2014 年 7 月，数据抓取和共享阶段的 13 个核心目标概述如下。

- 使用信息化医嘱录入系统。
- 实施药物 – 药物和药物 – 过敏相互作用检查。
- 维护当前和更新的诊断问题列表。
- 维护用药目录。
- 维护用药过敏目录。
- 记录首选语言、性别、种族、民族、出生日期、死亡日期及死亡的初步死因。
- 记录和图示身高、体重、血压、体重指数（body mass index，BMI）；记录 2 ～ 20 岁的生长曲线图，包括体重指数。
- 记录 13 岁以上患者的吸烟情况。
- 向老年医疗保险和医疗补助服务中心报告医院临床质量管理措施。
- 实施一项与医院高优先级条件有关的临床决策支持规则，并能跟踪该规则的遵守情况。
- 根据患者要求，提供其健康信息的电子副本（包括诊断检验结果、问题清单、用药清单、药物过敏情况、出院小结、病程记录）。
- 根据患者要求，出院时提供其出院告知书的电子副本。
- 保护电子病历的健康信息。

截至 2014 年 7 月，数据抓取和共享阶段为医院和紧急就医医院设置的 10 项可选目标概述如下。

- 实施药物处方检查。
- 预先记录 65 岁以上患者的医疗处置意愿。
- 临床实验室检验结果作为结构化数据纳入电子病历。
- 按特定条件生成患者列表，用于质量改进、减少差异、进行研究或推广。
- 使用经认证的电子病历技术来识别针对患者的教育资源，并在适当的时候提供给患者。

- 具备资质的医疗机构接收其他照顾形式、其他照顾网络和其他机构的转诊患者都应进行处方对账。
- 具备资质的医疗机构应为每次向外转诊提供医疗记录概述。
- 能够向免疫登记处或免疫信息系统提交并实际提交电子数据。
- 能够向公共卫生机构提交实验室结果报告的电子数据。
- 能够向公共卫生机构提交健康预警数据并实际提交电子数据。

3.3　执业人员"有效率运用"规范

电子病历激励项目为执业医师也建立了核心目标和可选目标。如您所见，医师"有效率运用"规范与医院"有效率运用"规范有所重合。截至 2014 年 7 月，数据抓取和共享阶段 14 个核心目标概述如下。

- 让有执照的医护人员使用信息化医嘱录入系统。
- 实施药物 – 药物和药物 – 过敏相互作用检查。
- 维护当前和更新的诊断问题列表。
- 通过电子方式生成并传递处方。
- 维护用药目录。
- 维护用药过敏目录。
- 记录首选语言、性别、种族、民族、出生日期。
- 记录和图示身高、体重、血压、体重指数；记录 2～20 岁的生长曲线图，包括体重指数。
- 记录 13 岁以上患者的吸烟情况。
- 向老年医疗保险和医疗救助服务中心报告门诊治疗质量管理措施，符合医疗救助条件的，则向联邦报告。
- 实施一项与专科或优先级条件有关的临床决策支持规则，并能跟踪该规则的遵守情况。
- 根据患者要求，提供其健康信息的电子版（包括诊断检验结果、问题清单、用药清单、药物过敏情况）。
- 每次就诊时为患者提供病历摘要。
- 保护电子病历健康信息。

截至 2014 年 7 月，数据抓取和共享阶段为执业医师设置的 10 个选项概述如下。

- 实施药物处方检查。
- 将临床实验室检验结果作为结构化数据纳入电子病历。
- 按特定条件生成患者列表，用于质量改进、减少差异、进行研究或推广。

- 根据患者的偏好发送患者提醒。
- 在健康信息生成的 4 个工作日内，及时为患者开通电子访问其健康信息的权限。
- 使用经认证的电子病历技术来识别针对患者的教育资源，并在适当的时候提供给患者。
- 具备资质的医疗机构接收其他照顾形式、其他照顾网络和其他机构的转诊患者都应进行处方对账。
- 具备资质的医疗机构应为每次向外转诊提供医疗记录摘要。
- 能够向免疫登记处或免疫信息系统提交并实际提交电子数据。
- 能够向公共卫生机构提交健康预警数据并实际提交电子数据。

3.4 "有效率运用"规范细节

对于以上列出的每个规范，对于医院 / 偏远地区资源可及性医院和执业医师，电子病历激励计划规定如下。

- 目标——规范的目标。例如，使用电子处方的核心目标是让医疗专业人员直接将医嘱输入电子病历。
- 衡量——如何规范衡量。例如，使用电子处方的衡量标准是 30% 以上的用药患者至少有一张用信息化医嘱录入系统输入的药单。
- 术语的定义——对目标和衡量过程中的每个重要术语进行定义。
- 排除——排除特别情况。例如，可以排除高于或低于某一年龄的患者。
- 合规要求——法律认可医院及医护提供者必须遵守的合规要求。例如，电子病历使用率需达到 30%，要用分子和分母、比例来证明。
- 特殊要求——在规范中会增加一些特殊要求，对第一阶段或第二阶段有针对性的传输方法（如电子版与纸质版）。此外，在不同的阶段，对医师的资质要求也不同。
- 与特定规范相关的常见问题，什么算是"有效率运用"，什么不算。
- 认证和评判标准——必须采用规范衡量手段和正规程序。例如，信息化医嘱录入必须支持药物记录输入和实验室数据采集。
- 相关认证常见问题解答——与规范相关的附加常见问题解答。

详细讨论请见第 6 章和第 7 章。

3.5 "有效率运用"项目组合

显然，遵守"有效率运用"规范是绩效管理的一项工作。然而，绩效管理已经实践了几十年，并没有强制标准或相关限制。也就是说，"有效率运用"只是绩效管理项目的一个例子，其目的是获得政府财政奖励。此外，上述核心目标和可选目标可能与需要解决的特定问题领域相关（图 3.2，图 3.3），也可能与之无关。

　　高度依赖联邦医疗保险和医疗补助报销的医院可能会实施如图 3.2 所示的绩效管理项目。在这个例子中，"有效率运用"被完全纳入该项目中。同时，还有针对本域问题及部门认证需求的指标和规范。如图 3.2 所示，部门认证的要求，如美国医疗机构评审联合委员会，和"有效率运用"的要求存在交集。本域问题归因于那些还没有被"有效率运用"或部门认证解决的部分。值得注意的是，图 3.2 是绩效管理项目一览，即该项目中的每个要素之间的交集和相对占比都会随着时间推移而发生变化。

绩效管理项目

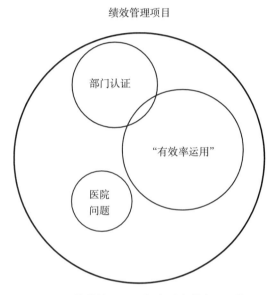

图 3.2　绩效管理项目包含"有效率运用"

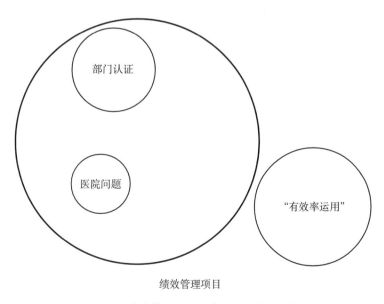

绩效管理项目

图 3.3　绩效管理项目不含"有效率运用"

图 3.3 与图 3.2 形成对比，展示了"有效率运用"不起作用的绩效管理项目。这种情况可能是一个典型的医院，即不受老年医疗保险或医疗补助扶持，或者根本没有能力根据"有效率运用"规范实施绩效管理项目。这并不是说"有效率运用"中的一些指标不能用于绩效管理，而是说没有达到"有效率运用"的要求。与前面例子一样，图 3.3 是绩效管理项目一览，即该项目中的每个要素之间的交集和相对占比都会随着时间推移而发生变化。

3.6　深度思考

《经济与临床健康信息技术法案》所定义的"有效率运用"是许多医院和医师启动绩效管理项目的不竭动力。这是件好事。然而，即使考虑到核心和可选目标，"有效率运用"也不是一个适合所有情况的解决方案。即使完全遵守"有效率运用"规范，也不能保证医院和员工的工作效果最佳，也不能保证投入的成本和其他考核指标最优化。因此，医院管理部门的职责是实施一个低风险、高投资回报率的解决方案。

（翻译：赵　彬　一校：卢　璐　二校：韩书婧）

参考文献

第 4 章

绩效管理周期

绩效管理是一个持续的过程，必须获得、设计或引入新的绩效指标，以改进过程，直到在特定领域达到预期的（或负担得起的）绩效水平。尽管医疗机构的文化、患者人口统计学特征和可用资源不同，每个绩效管理项目也是不同的，但每个成功的项目都有明确的受益方。更重要的是，这个受益方很少局限于组织的单个部门或领域。相反，若受益由一个人数较少的小组共享，则代表着从该项目获益最多的受益方是关键利益相关者。

这个小组是指绩效管理委员会，至少包括来自行政部门的高级管理人员，以及来自财务、信息技术、护理、医师和临床服务的人员代表，可能还需要一位在绩效管理方面有经验的顾问。高级管理人员负责提供资源，把握绩效变革的正确方向，消除前进的障碍，并承担绩效管理委员会进行的相关工作的宣传。财务代表必须参与绩效管理项目相关的采购决策。护士、医师和临床服务的人员代表通过向绩效管理委员会的其他成员传达他们对绩效变革的需求及最关注的事情，从而获得医务人员对绩效变革的支持。

信息技术代表在评估与绩效管理相关的信息系统基础设施方面具有核心作用，如对绩效指标、记分卡和智能驾驶舱（business intelligence dashboard，BI dashboard）[1]的评估；选择信息系统基础供应商；并对数据采集和显示的技术可行性和成本进行评估。绩效管理委员会的首要任务之一是准确地定义它试图通过绩效管理项目实现什么，它准备进行什么样的组织变化，以及怎么评估绩效变革计划是否成功。

一个成功的绩效管理项目周期涉及 9 个关键步骤（图 4.1）。在诊断、分析和实施的绩效管理周期循环中，每个环节所耗费的时间通常是不固定的。

4.1 承诺

绩效管理项目的第一步，即在绩效管理周期开始之前，需要对绩效变革的资源投入与可能的投资回报率进行尽职调查。该尽职调查应在指定的时间内完成，通常为 6 ～ 12 个月。

---

1 智能驾驶舱，是一般通用智能都拥有的实现数据可视化的模块，是向用户展示度量信息和关键业务指标现状的数据虚拟化工具。

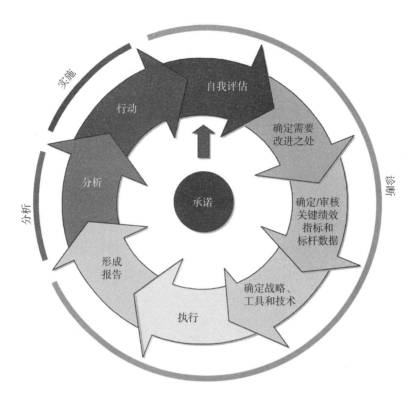

图 4.1　绩效管理是诊断、分析和实施的闭环周期

　　对一个全面的绩效管理项目的承诺不应该是一个盲目的、基于信仰的，或是基于对项目委托方承诺的行动，而应该是基于坚实的调查和研究。绩效变革需要大量的资源，并且通过绩效变革带来的收益也不是短期行为，在一个大型医疗机构需要约5年才能看到变革带来的变化。

　　在当今的医疗卫生环境中，人们通常没有耐心去判断是否需要去投资一种技术，即使这种技术既可以提高底线，还可以保持甚至提高医疗卫生质量。然而，同样真实的是，用于启动重大计划的资金通常有限，一些信息技术资源密集型的项目都会逐渐被绩效管理项目取代。

　　尽职调查的工具包括员工和高级管理人员面对面的访谈、电话访谈和自行完成的调查、观察、病历审计、行政记录审查及调阅相关资料等内容。绩效管理委员会在尽职调查期间应回答以下一些关键问题。

- 预期结果是什么？如果涉及提高质量，那么组织对质量的定义是什么？绩效变革是否会增强组织的使命和愿景？
- 组织现在处于行业什么位置，应该处于什么位置？一个正式的竞争评估审计，检查类似的组织正在做什么，包括差距分析，可以帮助回答这些问题。
- 该绩效变革方案将如何支持组织当前、未来一年和未来5年的优先事项？战略地图有助于作出这一决定。

- 就时间、资源和机会成本而言，该绩效变革项目将花费多少？
- 变革将如何改变组织的日常运营和管理？
- 近期正在进行或计划进行的哪些主要信息技术项目可能会对实施变革产生影响？
- 目前是否有提高绩效或遵守组织其他变革的激励计划？如果有，对激励措施的基线反应是什么？
- 谁是利益相关者？主要利益相关者通常包括管理层、临床工作人员、患者及其家属。次要利益相关者包括政府、竞争医疗机构、外部服务、公众、股东和监管机构。
- 该组织是否成功参与了一项涉及行为改变的变革？如果是，结果如何？变革的问题是什么？
- 该组织是否对临床服务使用共享服务模式？如果是，对数据共享做了哪些规定？
- 高级管理层是否计划收购其他医院和（或）诊所？如果有，是否有信息技术集成计划？支持绩效管理项目的基础设施开发，如创建数据集市或仓库，将如何为这种可能性做好准备？
- 一个成功的变革能在多大程度上提高当前业务流程的效率和有效性？
- 关于报告的频率，执行管理层多长时间召开一次会议讨论质量和绩效？科室主任或临床科室呢？
- 如果绩效变革失败，组织会面临哪些风险？
- 实施和持续维护需要哪些工具和技术？
- 在数据挖掘、统计分析和决策支持工具使用方面有哪些内部经验？如果有限，是否有提供培训的计划？
- 哪些规模和人口结构相似的医疗机构采取了类似的举措？哪些成功了？哪些失败了？这两组的区别是什么？
- 从咨询服务到硬件和软件工具，供应商提供了哪些解决方案？
- 与等待一两年相比，今天向前迈进可能带来的投资回报率是多少？换句话说，根据组织的其他活动和外部因素，时机是否合适？
- 组织的信息技术基础架构中缺少什么（如果有的话）？
- 委员会或高级管理层是否为该项目设立了单独的咨询小组？如果是，是否代表了所有关键利益相关者？
- 成功的衡量标准是什么？在组织采用绩效管理策略后，执行管理层如何知道投资是否值得及是否继续？

　　由于信息技术在维护数据完整性、数据收集和数据管理及支持分析和报告软件方面至关重要，因此决定是否采取某项举措应与首席信息官（chief information officer，CIO）协商。同样，应咨询人力资源部门负责人，以衡量员工是否准备好变革。科主任和临床服务部门的代表在进行组织绩效变革时有发言权，因为他们会直接参与绩效变革相关数据的收集。一个考虑问题周全的跨部门团队组成的委员会应包括一名高级执行发起人，这样可以在很大程度上确保富有成效地开展尽职调查。

假设委员会尽职调查的结果是积极的，并且高级行政部门已达成共识，下一个挑战将是最终确定绩效管理项目开始的预算和时间表。对绩效管理项目承诺的标杆应是理性和有限的，这将合理设定用户期望，并获得组织承诺，以积极配合项目进行的各个阶段。

4.2 自我评估

绩效管理周期的第一步为自我评估，实际上与承诺阶段大致类似。主要区别在于，决定是否承诺某项变革是一次性决定，自我评估会反复进行。此外，自我评估的目的不是确定是否启动一项变革，而是检查组织当前流程、工作流程和产出，并确定是否需要进行更改。

自我评估阶段需要回答的主要问题是，实施绩效改革后，组织的质量和绩效如何测量。例如，组织如何定义质量？是否需要根据以前的组织活动重新定义？组织的愿景、使命宣言和战略计划是否包含对质量和提高绩效的承诺？除了患者人口统计学指标，组织如何确定其客户群？质量的哪些方面对患者重要？通过患者满意度调查、患者和员工投诉及临床服务结果收集的数据，可以回答这些问题及类似的问题。除此之外，自我评估阶段的信息还来自同临床工作人员和其他员工的访谈、调查及进行焦点小组讨论，商业联盟或其他服务购买者的报告，以及对法律、法规和认证要求的分析。

知识审计、结构化协作、实践社区开发、知识图谱和社会网络分析等知识管理技术直接适用于绩效管理项目周期的这一阶段。知识审计采用非正式访谈、正式纸质调查进行自我报告或小组会议的形式，可用于准确确定组织中存在哪些智力资本。这些智力资本快照[1]可以为后续周期的客观比较提供标杆数据。

结构化协作包括组建面向任务和项目的小组，以促进信息共享。正式合作通常涉及管理层、临床工作人员和通常不会在日常工作中进行互动的员工。

另一个主要的数据来源是实践社区和员工社团，他们通常在特定的工作领域共享任务、项目、兴趣和目标。例如，医院的心脏麻醉师可以被视为一个实践社区。尽管实践社区通常是自我形成的、动态的实体，但通过管理可以优化他们的行为。

知识图谱是一个正式的过程，可用于确定谁知道组织存储信息的内容、方式和位置，以及信息存储是如何组织和互连的。与此密切相关的技术是社交网络分析，其目的是确定谁与谁互动，以及个人或群体之间如何交流信息。知识管理社区开发的技术和软件应用程序可用于促进知识图谱和社交网络分析过程。

4.3 确定需要改进之处

该阶段是确定需要改进的领域，从而协助下一阶段关键绩效指标和标杆数据的界定。根据自我评估阶段收集的数据，组织需要解决的问题领域应该是显而易见的。例如，死亡

---

1 快照，是指某一时刻整个系统的状况，本章指在绩效改革之前对组织内部的智力资本进行全方位的信息收集和掌握。

率高于预期，术后感染率高于类似机构报告的感染率，这些都指出了组织需要改进的领域。建议给组织关键利益相关者分发一份描述组织需要改进的领域的文件，以及一份改进目标清单，以供其审阅并批准。在确定问题领域和可能的解决方法后，下一阶段就可以确定组织的关键绩效指标和标杆数据了。

4.4　确定／审核关键绩效指标和标杆数据

该阶段包括确定关键绩效指标和标杆数据的来源，评估关键绩效指标和标杆数据对组织的适用性，以及分配关键绩效指标所有权。此时可能会决定是否获取或构建关键绩效指标。制订具体执行指标可能是一项具有挑战性的工作。在开始进程之前，应评估组织是否能够获得必要信息和统计分析专业知识，然后再制订指标。

外部标杆数据是有用的，因为他们代表了独立的最低改进目标。这些标杆数据指标应来自具有类似患者人口统计学特征的类似医疗机构。指标不可以随意进行比较，由于指标所使用的背景和涉及的群体不同，即使是同一个指标也会有不同的意义。关于指标的使用，美国政府制订了指标"有效率运用"的准则。

内部标杆数据可以与外部标杆数据一样有用，特别是当现有外部标杆数据不能很好地满足组织的需求时。一旦确定了关键绩效指标，就应该在实施基线调查或内部标杆数据的计划之前对准备追踪的参数进行测量。在实施绩效管理项目之后，在周期的这个阶段，可以独立于外部标杆数据，使用内部标杆数据来评估改进情况。一些"高绩效组织"会采用上述方法，将自己树立为其他机构的外部标杆。

4.5　确定战略、工具和技术

有了清晰定义的关键绩效指标和标杆数据（或在随后的过程中重新定义），下一步是确定支持绩效管理项目所需的战略、工具和技术。作为数据收集工作的一部分，绩效管理委员会的成员可以参加供应商展示相关绩效管理产品或服务的全国性会议。在此之后，绩效管理委员会再辅以实地考察那些使用有前景的技术及患者规模和结构相似的医疗机构，拥有比较优质的相关绩效管理产品或服务的供应商可能会被邀请向绩效管理委员会进行详细介绍。通过调研，绩效管理委员会达成共识，确定绩效改革可能的成本，并得出合理的实施时间表。基于以上内容，绩效管理委员会应创建一份需求规范文件，并将其纳入需求建议书（request for proposal，RFP）。需求规范文件对信息收集和内部沟通都非常有用（见4.10 相关内容）。

在这个阶段结束时，绩效管理委员会应该有一个明确的战略规划和明确的工具要求，以解决可能出现的技术差距。在制订和发布需求建议书并评估供应商的提案后，委员会、法律部门，以及由高级管理层确定的其他成员，就实施绩效管理所需的技术和工作内容与供应商进行谈判。

当然，另一种选择是在内部自行开发需要的技术。在行业标准工具方面，如现成的智能软件、服务器和数据库管理系统，可以由组织内部的信息技术部门进行研发。一些组织可能拥有丰富的信息技术经验和预算来开发智能技术和相关软件。例如，波士顿的合作伙伴医疗系统（partner's health care），使用微型机电系统 MUMPS（micro-electro-mechanical system）开发了组织内部所需要的大部分软件，在系统建设期间每年有 1400 万美元的信息技术预算。所以，不得不说，信息技术是医疗系统发展最快的领域。合作伙伴医疗系统是布莱根妇女医院和马萨诸塞州总医院的伞状组织[1]，该组织年收入超过 45 亿美元。该伞状组织下有哈佛医学院、丹娜-法伯癌症研究所（Dana-Farber/Partners Cancer Care）和社区医疗机构（partners community health care），该社区医疗机构是拥有 1000 多名从业者的医师网络。

4.6　执行

实施信息技术部分所需的时间和资源取决于信息技术基础设施的状态和任务本身。重大基础设施开发，如创建获取业绩指标的数据库，可能需要花费数月的时间和相当高的费用。

请注意，基于对关键绩效指标值的分析，该阶段所指的执行是如何科学测量和实现绩效管理效果的测量，而不是后期行动阶段的执行。此实施阶段涉及大多数信息技术开发项目常见的设计报告、功能、技术评估及验收。这一阶段，需要对负责数据收集的决策者和工作人员进行测试和培训，达到对基础设施进行完善，并且按照时间表来推进绩效管理的目的。绩效管理信息系统上线就是执行阶段的最高潮。

4.7　形成报告

创建、抓取、传输和管理数据的最终产品是形成报告。不同来源的数据通过以决策者容易识别和处理的图形、表格和驾驶舱形式进行展示。

报告除了提供易于判断的数据外，还需要对指标进一步遴选。呈现给决策者的关键绩效指标值应该是容易被理解的。根据数据和展现方式的不同，理想的报告包括电子表格和单个的图表及整合多种图形元素的驾驶舱。参阅第 9 章，可以了解更多与决策需求匹配的报告撰写要求及数据呈现的方式。

4.8　分析

报告的数据分析应重点突出工作流程中的问题，如信息不连通、工作效率低下、资源不足及"问题"个人。尽管通过预警和超限指标值标记可以实现智能化分析，并通过分析指南简化分析流程，但分析的质量最终取决于决策者的专业知识。有关解释统计图和其他指标的培训可以帮助在这一领域经验有限的决策者。例如，第 8 章所述，对某些图表的解释有既定规则。

1　伞状组织，是各种机构组成的团体，成员间互相协调行动并且共享资源。在商业、政治或其他环境下，伞状组织为下属组织提供资源和进行认证。有时按照协议，伞状组织在某种程度上要对其照管的团体负有一定程度的责任。

4.9 行动

对指标数据的不当分析进行纠正，代表了一个完整的周期，这也是绩效管理改革开始实施的基础。管理层和其他决策者应建立绩效指标变更标准，并制订具有预算和时间表的行动计划。该行动可以将调查结果传达给特定的个人和团体，以达到改变他们行为的目的，或是修正已建立但有缺陷的工作流程，或是改变薪酬和奖励制度，又或是制订新的工作政策或投资于新的信息技术和流程。

最后，无论是建立一个新的信息系统还是一个新的行动准则，这些行为都会导致组织和个人行为的改变。绩效改革的目标不应只是为了纠正低于标杆数据或预期的关键绩效指标值，根本目标是通过绩效改革改变组织行为，从而推动实施能够提高医疗质量的关键绩效指标。通过实施绩效指标改变组织和个人的行为是一个长期的过程，短则需要几周或几个月，长则可能需要几年。

如果利益相关者对推进绩效改革持坚定态度，在绩效改革开始之后，当组织已经趋于稳定，则绩效改革的循环会再次开启。为了适应组织的预算、时间进度和变革能力，绩效改革可能需要不断地调整计划。总之，绩效管理不是冲刺，而是一场超级马拉松。

4.10 深度思考

在绩效管理项目之前的实况调查期间，以及在绩效管理测量阶段确定适当的战略、工具和技术时，列出需求建议书是非常关键和有价值的。需求建议书不仅是一种收集商用产品和服务数据的方法，还可以作为内部变革推动者，IT 部门可以通过它来激发组织关键决策者对推动绩效改革的愿景。

在撰写需求建议书时，绩效管理委员会的医务人员代表可以将他们需要的临床信息和交付要求提出来。财务成员可以专注于投资回报率的预测。首席信息官或其他 IT 代表可以提供对供应商的信息处理、硬件和软件的询问和质疑。法律代表可以定义他们的知识产权问题，如需要建立软件的第三方监管交易账户。

有时候，由于时间的压力，组织内部不去制订和发布需求建议书，但其实这样做是非常短视的行为。需求建议书的编写除了可以为组织内部的利益相关者提供一个讨论绩效改革的平台，需求建议书还能提出一些有关技术和供应商选择的核心问题，至少应该包括供应商评估、定价、需求规格、功能规格、开发进度表、许可和合同问题。该文件还编纂了组织的反应时间表和评估提案的标准。也就是说，需求建议书为内部决策者制订了标准，内部决策者应该以开放平等的态度面对供应商和组织的主要利益相关者。

在选择绩效改革方案供应商时，供应商的市场和财务状况是合作长期成功最重要的因素。核心指标是供应商体验，供应商体验由供应商产品或服务的已使用软件的用户群体规模来定义，并有可验证的案例作为支持。来自供应商前三大客户的总收入百分比可以衡量供应商的财务稳定性，这种财务稳定性也可以通过分析供应商银行账户和信用证明的认证副本来确定。并且应要求出示首席执行官（chief executive officer，CEO）的业绩记录，以及供应商的构成，尤其是分配给分包商的工作百分比，以及长期雇员、临时雇员、合同雇员和海外雇员的相对数量。

价格应根据前期和长期成本进行描述，如年度维护合同。特别是供应商应指出可能在未来大幅波动的附带成本。例如，如果采购价格或维护合同包括定期软件升级，供应商应指定每次升级包含的手册数量及额外手册的成本。其他定价问题如下。

- 额外培训和支持的规定是什么？
- 如果市场上推出了新的操作系统，安装、培训和升级的成本是多少？
- 谁为项目超支买单？如果是供应商的责任，付款方式和时间是什么？

需求建议书中应该用可操作性的术语对绩效管理委员会所期望的服务或产品如何在组织中发挥作用进行描述。更准确一点，应该在需求建议书中的功能规范部分说明需求建议书中提出的某项需求怎么在组织中发挥功能。

功能规范可以帮助绩效管理委员会将需求规范、组织现有和最佳流程和数据流、当前行业标准及组织发展方向的共同愿景整合在一起。典型的功能规范内部包括功能能力、系统软件和硬件要求、备份设施和数据库软件、系统容量、扩展能力、文档、安装和培训。需求建议书还应明确项目管理职责、支持的性质，以及稳定性和安全性的保障，并提供防范因系统不稳定或安全故障导致数据丢失的备份系统。

与项目管理相关的是时间进度表的制订。供应商应准确详细地说明每一步所需的时间——从签订合同到项目完成。时间进度表应包括培训、测试、完善、部署和冲突解决等方面。理想情况下，这个时间表应该配套制订一个流程图，这个流程图应对整个进度的里程碑式事件进行描述。此外，这个时间表还应包括项目完成的替代方案，以及最终的合同解决方案。对于一个重要的项目，供应商对时间进度的承诺应以书面形式正式确定，并对如果未能达到目标进行具体的处罚约定。

许可和合同细节应包括供应商标准商业合同的副本。除此之外，供应商还应回答以下问题。

- 签收和验收的程序是什么？
- 验收测试程序和计划时间表是什么？
- 供应商是否会提供一个主要联系人来处理所有的合同问题和纠纷？
- 合同的履约保修期是多久？合同履约什么时候开始，会持续多长时间？
- 如果系统在保修期内不能满足性能指标，供应商会提供什么补救措施？保修期过后呢？
- 供应商是否同意在重新评估发现不足后，在一定期限内纠正不足之处？

组织的评估标准是组织可以选择与供应商共享或不共享的信息。但是，即使组织的评估标准不与供应商共享，也应该在绩效管理委员会内部进行讨论。在收到提案之前建立评估标准，有助于克服个人偏见和对特定供应商的情感依赖。与其他内部制订的标准一起，评估标准，并整合所有的个人关注点，有助于巩固通过绩效管理提升组织绩效这一愿景。

（翻译：李　颖　一校：卢　璐　二校：韩书婧）

参考文献

第 5 章

关键绩效指标

关键绩效指标是一种方法，而不是目的。作为衡量机构过去或当前在特定领域绩效的核心测度，关键绩效指标反映了机构的基本过程与最佳实践保持一致的程度。关键绩效指标的应用领域从财务管理、病历管理、人事管理、经济分析、设施和设备利用、实践活动和操作方法，到机构行为、患者安全和许多临床领域。

作为过程效果和效率的指标，关键绩效指标可以量化其他抽象的质量概念，建立可供对比的标杆数据，并作为结构或过程发生积极变化的证据。精心设计的关键绩效指标还可以促进问责制，并为行为改变和政策项目提供依据。在履行这些角色时，关键绩效指标详尽地定义变量可以让决策者有深入了解机构的过程，关键绩效指标与拟监测的过程和结局一样多种多样。

指标很少被单独考虑，通常是被置于称为平衡计分卡的逻辑分组之中。这些逻辑分组可以以用户、部门、服务或机构为重点，由一个平衡计分卡提供给另一个平衡计分卡。例如，波士顿的布列根和妇女医院从护理服务和手术平衡计分卡开始，将这些平衡计分卡整合到高管层的平衡计分卡中，其中包含了适用于整个机构的指标。然后，开发了以具有较低级别指标为特征的更深层次的平衡计分卡，并将这些平衡计分卡整合到外科和护理平衡计分卡中。

无论是单独考虑还是将其置于平衡计分卡中，关键绩效指标只是一个指标。打个比方，仅拥有赛车中使用的仪器（如转速表、车速里程表等）并不能让一名开车通勤的人成为更有能力的驾驶员。然而，在专注于磨炼自己的技能以模仿赛车手的车手手中，这些仪器可能是无价的。

5.1 关键绩效指标分类

可被测量的东西就会被人们关注，而关键绩效指标是该测量的焦点。关键绩效指标可以以临床、财务或患者为中心，也可以是定量的或定性的（或是两者混合的），以固定值、百分比、比、平均数或率的形式来表示，这取决于该测度的具体情况（表 5.1）。

一些医疗质量管理机构根据其功能对关键绩效指标进行分类。例如，美国医疗保健研究与质量局将其关键绩效指标分为过程、产出或结局。过程关键绩效指标用于评估是否遵守了方案。产出关键绩效指标用于量化业务量和利用率。结局关键绩效指标（如死亡率和感染率）用于跟踪患者治疗后的状态。关键绩效指标类别并不是一成不变的，它们只是确定机构内某一领域有用指标的一种手段。

表 5.1　关键绩效指标分类

临床
财务
以患者为中心
以承保人为中心
定量
定性
定量与定性混合
过程
输出
结局
社区范围
全国范围
医院范围
全部门范围

绩效指标也可以按范围和目标受众进行分类。医院范围的指标旨在供资深管理层和理事会审查，如感染控制、安全和安保、使用率和业务量、患者和员工满意度，以及临床风险管理等测度，包括事件和索赔摘要。全部门范围指标旨在供部门管理人员审查，如妇产科的经阴道分娩数量，再如血液和药物使用、病历审查和认证等全部门范围关键绩效指标。

本书从非临床和临床指标方面对关键绩效指标进行了讨论。非临床指标主要用于监测，如服务能力和利用率、收入和盈利能力等参数。例如，对服务能力和利用率关键绩效指标进行分析，以确定机构是否拥有实现绩效管理委员会确定的财务目标所需的人员、设备和其他资源。临床指标（如术后感染率和死亡率）被用来评估该机构的临床能力。

5.2　选择指标

在之后的章节和附录中讨论了数百个关键绩效指标，还有更多的关键绩效指标可以在互联网上免费获得，也可以从质量机构购买。本书纳入的这些关键绩效指标是根据近 20 年的各种资料来源汇编而成。指标本身并不会过时，但是不同的指标组会针对特定的原因、由特定的机构或从特定的角度推广。例如，美国国家质量保证委员会（National Committee for Quality Assurance，NCQA）制定了像 HEDIS 等一系列指标。同样，美国疾病预防与控制中心（Centers for Disease Control and Prevention，CDC）对医疗结局指标、临床疾病指标及临床和实验室绩效指标进行维护，美国医院协会（American Hospital Association，AHA）被认为是业内主要的指标定义标准机构之一。美国医院协会出版的《美国医院协会医院统计》

包含了行业标准指标的定义及许多美国医院的数据。

除了依赖国家认可的质量组织和标准机构，开发自定义的关键绩效指标以解决特定医疗机构的特定问题也是常见的做法。无论是购买、构建还是借用，关键绩效指标都应反映机构面临的挑战、将绩效与外部认证标杆数据进行比较的必要性及行政管理层在绩效管理方面的经验。每个关键绩效指标的名称、在决策中的应用、公式、数据来源、校正和例外情况都应该被记录在案。

尽管简单地翻阅关键绩效指标列表为每个临床科室选择 1 个或 2 个"有前途的"指标及十多个管理指标可能很诱人，但这样做就像是根据手术设计的简洁性来选择手术器械，而不是根据手术程序的需要来选择手术器械。选择关键绩效指标较好的办法是确定高风险、高业务量、问题高发的领域。高风险患者通常是脆弱、虚弱和不稳定的，如那些因急性心肌梗死入院的患者。高业务量的服务是为大量患者提供的，如妇产医院的孕妇分娩。问题高发的领域因医院而异，如漫长的急诊室等待时间。根据风险、业务量和问题领域选择关键绩效指标的不利之处在于，关键绩效指标可能流于表面。除非问题、风险和业务量明确与机构的基本目标和文化联系在一起，否则这可能只是一个偶然的命题。

选择一个关键绩效指标或一个由关键绩效指标组成的平衡计分卡，首先需要了解机构的使命、愿景和优先事项，以及接受该机构服务的患者当前和未来的期望。此外，从信息技术角度来看，一旦开发出捕获、转换和正确报告指标值所需的信息技术基础架构，确定机构是否具备针对关键绩效指标所代表的数据采取行动的专业管理知识十分有必要。

定义一个共同的愿景和期望不能靠管理层一次次的闭门造车（如去林中安静的小屋或险滩漂流进行团建活动）。简单地说，资深管理层和主要利益相关者应该能够回答以下每个关键绩效指标所考虑的问题。

- **为什么它对机构很重要？** 应该有一个令人信服的理由，为什么本机构应该在几年的时间里投资数万美元来监测一项特定的指标。
- **指标所测量的参数如何影响机构的使命和愿景？** 指标与机构的使命和愿景之间的关系应该是透明和明确的。
- **是否有次优的替代指标？** 获取最佳指标的数据可能太过昂贵且太耗时。
- **该指标是如何计算的？** 即使是最简单的指标也必须有精确的定义，特别是在对照标杆数据或用于认证时。
- **需要哪些数据、在哪里存储数据及如何获取这些数据？** 单个关键绩效指标的数据可能存储在通过网络连接的 6 个不同的计算机系统上，或是存储在患者填写的简单纸质问卷中。
- **目前的信息技术基础架构是否够用？** 如果够用，还需要其他哪些技术？创建临床科室计算机和行政科室计算机之间的接口及构建医院范围内的数据仓库都是重要的信息技术项目。如果必须创建新的信息技术基础架构，关键绩效指标的实际使用可能在数年之后。

- **指标多久报告一次？** 有些指标只有按年进行趋势分析时才有意义（即计算指标值相对于参考年或基线年变化的百分比），而另一些指标则在每日或每周报告时才有价值。较频繁的报告可能会对负载过重的信息技术基础架构提出不合理的要求。

- **如何分析指标？** 管理人员和工作人员需要接受如何解释过程图和其他统计报告的培训。

- **在时间和资金方面有哪些资源要求？** 支持一项具有 40 个或 50 个关键绩效指标的绩效项目可能会花费数百万美元，并需要数年来实施。

- **机构能否控制指标所测量的变异性？** 如果不能控制，了解指标有什么价值？

- **对工作人员有哪些要求？** 如果获取指标过于困难（如要求工作人员在每次与患者会面时填写新的表格），工作人员的依从性可能会很低。

- **管理层和员工的期望是什么？** 简单设置关键绩效指标并不能解决设计该指标用于监测这一根本问题。此外，阳性过程结局不一定能转化为临床收益。

- **测量的参数是否适合干预？** 就像在临床医学中一样，在没有已知来源的情况下，浪费资源进行检验是没有意义的。

乍一看，关键绩效指标似乎简单得令人难以置信。以死亡率指数为例，它的定义为：

$$死亡率 = 实际死亡数 / 预期死亡数$$

该临床关键绩效指标对比了患者实际生存情况与预期生存情况，其比值以 < 1.0 为佳。然而，死亡率指数通常根据患者的年龄、性别、诊断结果及医院的类型和规模进行风险校正。与大学运动员相比，病情较重的老年患者在住院期间死亡的可能性更大。此外，患者在大型城市教学医院的生存率通常比在小型乡村医院高。

在分析临床关键绩效指标时，究竟是什么构成了死亡？该测度是否适用于被送进急诊室并在 5 分钟内死亡的患者？那些活了 5 小时的患者呢？5 日的呢？使用呼吸机和生命支持设备的患者被转移到其他机构时会怎么样？如下文所述，应对指标进行细致的定义，包括预期的用途。

5.3 自上而下与自下而上

无论选择什么标准，关键绩效指标都可以通过部门层面或绩效管理委员会将整个机构联系在一起。从部门层面定义关键绩效指标，然后在医疗机构中推广这些关键绩效指标的挑战之一是潜在的一致性不足。对特定部门最好的关键绩效指标对另一个部门或整个机构来说未必是最好的。例如，当多个部门共享资产时，很难确定投资回报率。此外，一个部门的目标可能是最大限度地减少对高可变所有权成本资源的使用，而同时另一个部门却寻求最大限度地利用这种资源。

从绩效管理委员会的范围定义绩效指标，挑战在于各部门之间潜在的不匹配。一种解决办法是鼓励在行政治理层面进行沟通和规划。在实践中，绩效指标的选择通常需要一种混合方法，由十分了解日常业务的各部门负责人来完善顶层决策。

在选择关键绩效指标时，必须指出的是，关键绩效指标不必局限于财务、应用、管理和临床医学等传统领域，它们也可以服务于信息技术的需要。博格诊所是位于俄勒冈州尤金的桃子健康管理整合型医疗卫生服务体系的一部分，当该诊所决定使用电子病历时，通过一个有效的绩效管理系统来测量和评估该系统的绩效是获得资深管理层支持的关键。博格诊所的信息技术团队定义了与患者就诊的速度和效率、减少纸质文件数量、减少潜在药物不良事件及通过高效利用人力资源来降低成本等相关的关键绩效指标。随后，博格诊所的信息技术团队为每个关键绩效指标建立基线测量指标，并将其与行业标杆数据和最佳实践进行比较。在电子病历上线45日和90日后再次评估这些关键绩效指标，以评估改善情况。在电子病历投入使用2年内，信息技术团队可以使用关键绩效指标度量展示电子病历在节省财务成本和增加患者临床疗效方面提供的投资回报率。

5.4 数据驱动与需求驱动

参与绩效管理项目的每个首席信息官都面临一个两难困境，即如何在指标需求和数据可及性之间取得平衡。一种解决方法是根据易从医院应用程序中提取的数据来简单地提取指标。然而，更好的解决方法是在 Excel 中设计一个决策矩阵，其中的每个指标都根据机构需求、技术可行性、数据可及性和成本进行加权。对于任何可能使一个部门或一种服务的获益超过其他部门或服务的指标，绩效委员会可选择与部门主管和其他决策者分享该矩阵来抵制对于该指标的偏袒或有偏见的呼声。

尽管可以根据某些特定问题构造任意数量的决策矩阵，但适用于大多数情况的通用公式是：

$$指标得分 = \left[（需求 \times W_{需求}）+（技术可行性 \times W_{技术}）+（数据可及性 \times W_{数据}）\right] /（成本 \times W_{成本}）。$$

需求、技术可行性、数据可及性和成本的赋值为1、2或3，分别对应低、中或高。例如，成本较高的指标的成本值为3。需求是根据第3章中定义的绩效管理周期对指标需求进行的一种评估。分配给需求的分数可能会增加，这可能是由于决策者表达了对该指标的需求，也可能是由于该指标是一个已被确定对该机构的认证很重要的国家标杆数据，或者该指标已被机构的绩效管理委员会指定为对该机构的长期管理至关重要的数据。通常应该对需求赋予最高的权重。

技术可行性是一种从信息技术角度对向决策者提供指标值的可行性进行的评估。可行性反映了从封闭的、独立的应用程序提取数据的难易程度，或是在接近最大运行容量的系统上可能无法承受日常数据提取负荷的程度。

数据可及性是一个操作性问题，关系到数据的准确性和完整性。例如，如果临床医师系统地避免在电子病历的诊断中输入 ICD-9 或 ICD-10（国际疾病分类第9版或第10版）代码，则无法获取数据。成本反映了获取、处理和以其他方式供决策者使用数据的相对成本。新的数据仓库、数据集市、数据提取和加载软件包、持续的系统维护及终端用户培训都会影响成本。

每个测度的权重代表给予每个测度的相对重要性。例如，为需求分配的权重可能是其他测度的 2 倍（例如，$W_{需求} = 2$，$W_{技术} = 1$，$W_{数据} = 1$，$W_{成本} = 1$）。在电子表格中，可以很容易地更改权重，并评估工作指标集的相对指标得分。

为了说明决策矩阵的用法，可以试想绩效管理委员会汇编了一份约 60 个候选指标的列表。该列表包括住院手术死亡率的 2 个指标，即食管切除术死亡率（esophageal resection mortality，ERM）和胰腺切除术死亡率（pancreatic resection mortality，PRM）。外科主任表示，两者对评估其部门的绩效同样重要，但食管切除术死亡率指标具有更高的业务量。出于这个原因，他将食管切除术死亡率需求评为高（需求 = 3），将胰腺切除术死亡率需求评为中（需求 = 2）。现在，假设提供食管切除术死亡率数据在技术上具有挑战性，因为该数据存储在一个封闭的、无文件记录的数据库中（技术可行性 = 1），而且外科医师在获取食管切除术死亡率数据时错误地输入了相关的 ICD-9 代码（数据可及性 = 2）。此外，追踪食管切除术死亡率的成本很高（成本 = 3）。

相比之下，提供胰腺切除术死亡率数据在技术上只具有一定的挑战性（技术可行性 = 2）。数据很容易获得（数据可及性 = 3），且相关成本适中（成本 = 2）。进而假设绩效管理委员会为每个测度分配了以下权重：$W_{需求} = 2$，$W_{技术} = 1$，$W_{数据} = 1$，$W_{成本} = 2$。

胰腺切除术死亡率和食管切除术死亡率的指标分数计算如下：

$$指标分数_{食管切除术死亡率} = \big[（需求 \times W_{需求}）+（技术可行性 \times W_{技术}）$$
$$+（数据可及性 \times W_{数据}）\big] /（成本 \times W_{成本}）$$

$$指标分数_{食管切除术死亡率} = \big[（3 \times 2）+（1 \times 1）+（2 \times 1）\big] /（3 \times 2）= 9/6 = 1.5$$

$$指标分数_{胰腺切除术死亡率} = \big[（需求 \times W_{需求}）+（技术可行性 \times W_{技术}）$$
$$+（数据可及性 \times W_{数据}）\big] /（成本 \times W_{成本}）$$

$$指标分数_{胰腺切除术死亡率} = \big[（2 \times 2）+（2 \times 1）+（3 \times 1）\big] /（2 \times 2）= 9/4 = 2.25$$

根据决策矩阵计算，胰腺切除术死亡率的排序高于食管切除术死亡率。食管切除术死亡率是否出现在关键绩效指标的最终列表中取决于指标总数和其他指标的相对排名。在电子表格中定义矩阵后，绩效管理委员会成员可以通过更改相对权重来快速执行"如果怎样—将会怎样"的情景。

在需求驱动型关键绩效指标和数据驱动型关键绩效指标之间作出决定的一种技术含量较低的方法，是结合了这两种观点的分阶段方法。例如，当美国新南威尔士州的中西部地区卫生服务机构着手建立一个关键绩效指标库时，使用了三阶段法。第 1 阶段是仅根据新南威尔士州数据库中的数据开发指标。第 2 阶段是完善数据库中那些在形式上尚不适用于形成指标的可用信息。第 3 阶段是开发新的指标和收集新的数据。

5.5 数据收集

先前列明各种测度的相对优点的电子表格模型突出了对高质量数据和准确数据的需求。

正如在任何科学实验中，数据的质量决定了分析的质量。此外，高质量的数据不是偶然出现的，而是需要严谨地设计和执行数据收集方案。这种方案应该完整地规定如何观测、抓取和记录数据，谁参与其中，在哪里收集数据，以及如何使用数据来计算绩效指标。

正如机构的使命驱动了绩效指标，指标选择也驱动了数据收集要求。例如，在追踪用药差错时，指标的目的决定了收集的数据是否应该测量是否存在药物反应或药物反应的严重程度。如果只测量是否存在，那么分析将限于简单的分类。如果测量药物反应的严重程度，就有可能进行更深入的统计分析。当然，与抓取测度是否存在相比，收集 4～5 倍体量的数据可能更耗费人力，成本更高，而且更容易出错。对于数据类型、统计方法和关键数据收集问题（例如，如何处理缺失数据）的详细讨论，详见第 11 章。

5.6 指标量级选择

指标的范围和目的决定了构成指标的合理数量（图 5.1）。如果目标是展示有效率运用，那么至少有 12 个核心指标和至少 6 个菜单集指标。在没有外部要求的情况下，为每个部门制订 10～20 个指标，为行政管理层制订 12 个总指标，是较为合理的长期规划。在较大的机构中，由于每个部门的复杂性，部门负责人可能需要比行政管理层更多的指标。假设医疗机构有 40 个主要部门，每个部门有 12 个指标，对于上层来说，需要定义的特定指标的总数很容易接近 200 个甚至 300 个（每个部门相关的指标通常会重叠，这会减少一些指标总数）。即使总共只有 100 个指标，仍然需要巨大的时间和机构资源投入。

某一领域最适当的指标数量和类型取决于决策者的需求和视角。作为行政管理层最适当的指标数量标杆，试想当梅奥诊所开始平衡计分卡项目时，创建了一个不实用的关键绩效指标愿望列表。在评估了机构的需求和可及的数据后，选择了 14 个指标作为梅奥诊所最初的执行层平衡计分卡。这一数量的指标更符合医疗机构的顶层最初可以使用的指标情况。虽然 7 个或 8 个指标足以进行排名，但同样的，这些指标不太可能解决机构中特定的问题领域或留下创新的空间。

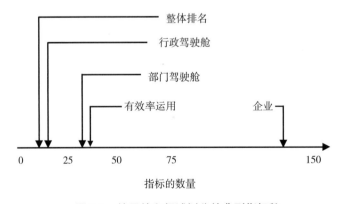

图 5.1 按目的和领域划分的典型指标数

布列根和妇女医院也遵循将服务层级和部门层级关键绩效指标的数量减少到适合高层

管理的数量的原则。这家总部位于波士顿的医院最初将其外科和护理平衡计分卡中约 80 个指标压缩为一个更易于管理的列表，其中包括 35 个外科指标和 30 个护理指标。然后，创建了一个由 30 个指标组成的执行层级平衡计分卡，主要由外科和护理平衡计分卡中的指标组成。同样，当加拿大安大略省医院协会（Ontario Hospital Association，OHA）为上层管理人员创建平衡计分卡时，确定并收集了 38 个企业范围的指标数据。

在向上层管理人员或部门负责人提供由大量关键绩效指标组成的平衡计分卡时，风险在于，相对于决策者的需求，这些指标可能过于多样化。如果是这样，那么由此产生的平衡计分卡只会让人分心。即使有数百个指标的数据可用，也最好从中挑选出部分指标来评估对决策者行为的影响，并留出时间进行改变。无论是对于单个部门还是高管层，一次最多引入约 20 个关键绩效指标来实施绩效管理项目的另一个好处是减轻了培训员工的负担。决策者必须接受关于如何解释指标值和图表的培训，然后给他们时间调整决策过程以适应新的信息。

一个部门或机构实际部署的关键绩效指标数量不应与需要开发的指标总数混为一谈。在与机构需求相平行的领域建立一个符合机构最大利益的关键绩效指标库。预先进行思考，就可以规划关键绩效指标需求并开发一系列关键绩效指标以满足未来的需要。如第 1 章所述，用药差错是医疗机构中的常见问题。如果减少用药差错是机构的优先事项，则可以开发针对药物订购各个方面的关键绩效指标，并将其纳入关键绩效指标活动列表或平衡计分卡。此外，质量机构和医疗机构经常发布标杆数据。如果当地机构想要将其过程与标杆机构的过程进行比较，就必须开发和部署相关关键绩效指标。

5.7　定义指标

必须对指标进行全面定义，这样才不会产生误解。包括医疗机构认证联合委员会在内的大多数质量组织对认证指标定义中应纳入的内容进行了定义。但是，没有定义指标的通用模板，模板内容通常由技术情况决定。例如，数据流程图应包括涉及多个数据库数据的复杂指标。关键绩效指标的定义应至少包括以下要素。

- **名称：** 使用标准命名系统为关键绩效指标命名。名称应一目了然，如"平均住院日"。
- **内部 ID 号：** 是指用于追踪的 ID 号。该 ID 号应是固定且唯一的，以便在检索关键绩效指标数据库时使用。
- **外部 ID 号：** 如果适用，与特定来源（如老年医疗保险和医疗补助服务中心）关联的外部 ID 号应与关键绩效指标关联。外部 ID 可根据来源进行更改。因此，在关键绩效指标上存储信息时，它不应作为查询的主要关键词。
- **短定义：** 是指关键绩效指标的简明定义，类似于描述性名称，如"未校正的平均住院天数"。
- **长定义：** 是指关键绩效指标的长文本定义，包括来源、公式、限制和对机构的适用性。长定义应包含机构使用该指标的理由。在描述校正后的指标或使用校正后度量的指标时，使用理由尤其关键，因为校正通常是根据具体情况而定的。

■ **公式**：关键绩效指标的数学等式，对校正的细节涉及较少。以平均住院日（average length of stay，ALOS）为例：

$$平均住院日 = 出院患者总住院天数 / 总出院人数$$

■ **分子**：对分子的描述，包括数据要素及从数据中纳入和排除的群体。例如，出院患者总住院天数通常包括除新生儿以外的所有患者。

■ **分母**：对分母的描述，包括数据要素及数据中纳入和排除的群体。例如，总出院人数与出院患者总住院天数一样，通常不包括新生儿。

■ **关键绩效指标形式**：是指关键绩效指标输出的形式，如日、月、百分比。例如，平均住院日 = 2.3 日。

■ **数据来源**：是指分子和分母中使用的数据来源。来源可以包括计算关键绩效指标所需的计算机系统、应用程序、调查或其他数据源。

■ **收集方法**：是指收集分子和分母数据的方法。例如，医疗机构认证联合委员会根据时间对数据收集方法进行了分类，这些方法可以是回顾性的、实时性的或前瞻性的。回顾性方法抓取已经发生的事件，实时性方法收集工作过程中的数据，而前瞻性方法收集预期事件中或事件发生时的数据。以平均住院日为例，通常使用回顾性方法收集出院患者总住院天数和总出院人数。

■ **统计校正**：是一种统计学方法，可以减少异常值等混杂因素对指标值的影响，并给出推荐方案，将数据收集过程引入的误差降至最低。

■ **标杆数据值**：是指来自相似机构的外部标杆数据关键绩效指标值，表示公认的最佳实践，以及为过程改进提供相对基础的内部标杆数据。

■ **目标值**：是指当前关键绩效指标的目标值。例如，给定医院的平均住院日目标值可以是 5.3 日。目标值还可以包括质量改进测度，如指标值的增加或减少。住院时间缩短通常被认为是一种改善。

■ **触发值**：是指用来通过触发警报和电子邮件来通知相应决策者的阈值，分为高值和低值。例如，根据患者群体，小于 1 或大于 6 可能是平均住院日的适宜触发范围。

■ **校正**：对核心关键绩效指标的校正，包括指标使用的理由。一般来说，不应将常规公式计算的指标结果直接用于比较，需要先对相关混杂因素进行校正。

■ **校正公式**：是指详细说明校正计算的数学公式。例如，根据平均住院日的值，平均住院日可能上调或下调 10%。

■ **推荐分析**：是指与关键绩效指标相关的、用于优化指标数据解释的分析，如描述性统计、趋势分析、水平分析和预测建模。当使用预测分析时，必须提供曲线拟合算法和相关分析参数的详细定义。如果使用了特定的分析软件工具，则应列明软件名称，并注明版本。

■ **受影响的部门 / 服务**：是指受关键绩效指标影响的医院部门和（或）服务列表。例如，平均住院日关键绩效指标可能被多个临床科室、病历和财务部门使用。

- **受影响的过程**：是指对关键绩效指标所针对的特定过程的描述，包括对所解决的问题领域的总结。

- **受影响的关键绩效指标**：其他关键绩效指标使用此关键绩效指标作为数据要素，更改此关键绩效指标的定义后，其他关键绩效指标将受到影响。

- **图表**：支撑图表的数据和决策类型决定了展示关键绩效指标的最佳图表类型，如框图或饼图。图表可以由数据要素的数量来定义。例如，可以先使用简单折线图，当有 12 个数据点可用时，可以使用过程控制图。认证机构一般会指定用于展示特定数据的最佳图表类型。医疗机构认证联合委员会质量促进计划要求其机构使用控制图对比自身的历史来评估其绩效，并使用对比图来评估与其他机构的绩效差异。

- **参考资料**：以下领域已发表的文章、报告、质量机构的特定 URL 和其他资源的列表。
  - **关键绩效指标**：关键绩效指标的来源，如美国医院协会及其应用。
  - **标杆数据**：标杆数据值的来源。参考资料应验证标杆数据对机构的适用性。
  - **目标**：目标值的来源。
  - **触发因素**：为触发值提供依据的出版物、内部标杆数据或其他资源的列表。
  - **校正**：案例组合、工资和其他校正的依据。
  - **相关分析**：分析的基础。
  - **图表**：选择图表的依据。更多信息，请参阅第 9 章和《医疗服务绩效测量工具：快速参考指南》（Tools for Performance Measurement in Healthcare: A Quick Reference Guide，2008 年，美国伊利诺伊州奥克布鲁克特莱斯：联合委员会资源部）。

- **安全 / 隐私**：对关键绩效指标相关安全和隐私问题的描述，以满足当地和《健康保险携带和责任法案》的要求。例如，一个死亡率指标可能仅限于在该组织的内网中发布，而其他指标可供公众监督。财务指标可能仅限于财务部门，也可能仅有高级别的财务指标可供部门负责人或医师使用。

- **访问权限**：与安全和隐私相关，即机构的员工和决策者可以访问关键绩效指标的权限。例如，医师可以查看关键绩效指标，但护士不能查看。

- **作者**：关键绩效指标的当地设计者。

- **缩略语和定义**：关键绩效指标领域外的读者可能不知道的过程和数据要素的缩略语和定义，并且可能因部门而异。例如，外科使用一种平均住院日公式，而内科使用另一种平均住院日公式。

- **所有者**：被指派负责监测关键绩效指标的人员，不能是关键绩效指标的设计者或终端用户。

- **创建日期**：创建的日期。

- **验证频率**：由关键绩效指标所有者推荐的验证频率，通常每季度或每半年进行一次。

验证包括更新最新的标杆数据值、确定机构提供的定义是否已更改（如已更改，通知合适的决策者评估是否应构建新版关键绩效指标定义以反映所做出的更改），并在适当时更新目标值和触发值。例如：

- 定义——每年。
- 标杆数据值——每季度。
- 触发值——每季度。
- 目标值——每年。
- 校正——每年。
- 参考资料——每年。

■ **修订历史**：记录上述要素的修订日期和内容的列表。

■ **状态**：关键绩效指标的当前状态，如"使用中"、"未使用"或"审核中"。

在阅读以下章节中临床指标和非临床指标的描述时，读者不应将简要描述视为全面的定义。考虑一下老年医疗保险和医疗补助服务中心／医疗机构认证联合委员会对到院给予阿司匹林的短定义："没有阿司匹林禁忌证的急性心肌梗死患者在入院前或入院后24小时内服用阿司匹林"。在考虑急性心肌梗死（acute myocardial infarction，AMI）的确切定义之前，这个定义似乎足够完整。老年医疗保险和医疗补助服务中心／医疗机构认证联合委员会通过参考可接受的用于急性心肌梗死的ICD-9或ICD-10代码列表来全面定义急性心肌梗死。此外，全面的定义将排除不满18岁的患者人群；在到院当日转到另一家急救中心或联邦医院的；从另一家急救中心，包括另一家医院急诊科转来的；到院当日出院的；到院当日死亡的；到院当日不顾医疗建议离开的；以及在其病历中记录有一个或多个阿司匹林禁忌证／不开具阿司匹林的原因。

即使是全面定义的指标也可能被误用。例如，住院日和住院日（校正后）。住院日是在连续2个日历日的统计时间之间的一段服务时间，只有当患者在同一日入院时，出院日才被计算在内。也就是说，若在午夜进行统计，患者在星期五上午10点入院，随后星期六中午出院，则构成了一个住院日的服务。作为一个指标，住院日是临床工作人员工作量和机构紧急财务状况的有用测度。为了更接近这些测度的真实情况，可以根据住院收入、门诊服务对临床工作人员工作量的贡献或疾病的严重程度来校正住院日。在这些情况下，该指标均称为"校正后住院日"或"住院日（校正后）"。

哪种住院日指标最合适要取决于该指标的目的。例如，在计算平均住院日时，通常使用未校正的住院日，公式如下：

$$平均住院日 = 住院日 / 住院次数$$

请注意，这是一个有效的平均住院日公式，但与前文使用的平均住院日公式有很大不同，因此需要清楚地说明如何计算此关键绩效指标。现在，在将一家医院的平均住院日与同类机构发布的标杆数据进行比较的背景下，未校正的住院日可能是该度量的一个有效版本。

校正收入住院日可用于与其他机构的收入校正后住院日进行比较，但不应用于计算平均住院日。同样，门诊服务的相对贡献（即护理和其他服务工作量的指标）不应用于计算平均住院日。

如果门诊量作为公式中的分母，平均住院日的数值将会异常低。急性校正后住院日（无论有无重大或轻微合并症）可以用来计算校正后的平均住院日。比较急性校正后平均住院日的数值可以使管理层能够更有效地对比那些为明显不同的患者人群提供服务的不同医疗机构。在此提醒读者，不仅要理解指标的高阶定义，而且要批判地检验适用性的基本假设，并理解度量是用来计算指标的。

精确定义的指标为业务过程的结构和流程之间的沟通提供了一种通用语言。由于医疗机构的财务和运营过程是高度结构化和标准化的，因此与临床指标相比，相应的关键绩效指标不太容易被误解。临床关键绩效指标经常对那些更为自由支配的、不同形式的过程进行量化，并且通常不会以完全相同的方式重复。例如，理事会的每个人都理解利润率的概念。然而，到底什么是用药差错，根本原因是什么？患者满意度度量更容易被误解。即便如此，描述指标的度量被定义得越严格，持不同观点的决策者可以交流的内容就越多。由于机构内部沟通对成功的绩效管理项目至关重要，因此非财务领域选择的指标应该体现临床过程中更结构化和更可重复性的要素，结果应该以一致的方式分享和报告。

5.8 深度思考

关键绩效指标不应该只定义一次就让其在整个机构中进行筛选使用。每个指标都需要一位从一开始就参与其中的管理员。管理员可能是由绩效管理委员会任命的临床医师或行政人员，并应该参与这些指标的操作性定义，包括其来源、范围和应用。管理员还应负责监测所有校正变量，如患者人口学结构的变化，并监测反映监管机构、质量机构或其他医疗机构新信息的最佳指标值外部定义。最后，关键绩效指标管理员有责任定期审查该指标是否存在统计学上的显著差异。

管理员不应与关键绩效指标的源用户或终端用户混淆。一个关键绩效指标可能会被机构中的数十名决策者使用，但这些决策者都不能扮演管理员的角色。同理，病历部门可能是几个关键绩效指标的来源，但管理员可能来自于临床部门。此外，单个关键绩效指标可能包含多个来源的多个组成部分。例如，利用率关键绩效指标（如每全职标准工时的手术例数）可能涵盖了来自人力资源部门和外科的数据。

尽管已经为每个指标分配了一个关键绩效指标管理员，仍然需要一位"超级管理员"定期对各类指标进行检查。临床指标的超级管理员应该将这些临床指标作为一个整体来管理。在指标类别层面监测的最重要因素之一是预测值的相关性。单独进行检验的话，2 个指标可能都是最新的、准确的，能反映最新的标准。然而，综合来看，这些指标向决策者提供的预测值可能会重叠。例如，如果 2 个不同的手术室利用率测度一致地同时增加或减少，就好像它们是耦合的一样，那么可能没有必要同时监测两者。也许可以在不降低终端用户决策能力的情况下删除其中一个指标。这一决定背后的统计学方法将在第 11 章进行讨论。

（翻译：卜繁龙　一校：韩书婧　二校：茹文臣）

参考文献

第 6 章

运营指标

绩效管理是一种有效利用资源的成熟业务技能。从人员到营运资本、信息技术等资源的利用率取决于医疗机构的财务状况。据美国医院协会资料显示，美国医院的数量在过去几年有所下降。这一发展趋势表明，如果医疗机构濒临倒闭，即使是最聪明、最有爱心的临床医师也无法照顾患者。本章介绍了管理者可以用来监测其组织运行状况的关键财务、运营和利用率等绩效指标。这些非临床绩效指标分组如图 6.1 所示。

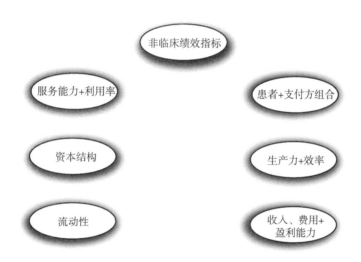

图 6.1 非临床绩效指标

6.1 财务会计指标分类

医疗机构的财务状况在 2 份文件中对外披露：资产负债表和损益表。资产负债表是机构在特定时间的财务状况表，显示资产、负债和净资产。资产分为流动资产和固定资产，负债分为短期负债和长期负债。净资产是资产减去负债的差额。

损益表是对特定时期内的销售（收入）、费用和净利润的核算，反映了盈利能力。资产负债表中的财务数据与损益表的利用率和运营数据相结合时，经验丰富的管理者可以更深入地了解组织的运行状况。

大多数利用率指标是绝对数量指标，而关键的财务和运营指标通常是相对比率指标。无论绩效指标计算的数学公式如何，每当绩效指标与目标值或其他组织进行比较时，管理层都必须核实是否使用了相同的公式来计算指标，以及是否对公式做了任何调整，包括病例组合、工资等其他因素。例如，考虑通过力量与体重的比率对运动员进行排名，需要先明确是在相同年龄和性别的运动员之间进行比较，否则这个指标就不适用。65 岁的女性与同龄人相比可能被视为运动员，但与 24 岁的男性足球运动员相比，则不被视为运动员。同样，当医疗卫生机构具有相似的运营特征、规模和患者人口统计学特征时，机构间指标的比较最有意义。

无论是与外部标杆数据进行比较还是在机构内部使用，绩效指标充其量都是不完整的估计，缺乏细节，不完全准确，其决策支持能力有限。例如，许多财务比率对债务和股权的组合（财务杠杆）很敏感，却很容易被误解。同样，一些绩效指标只有在短期内（不到一年）才有价值，而另一些绩效指标在用于跟踪几年的趋势时更具有价值。考虑到这些局限性，我们将继续讨论绩效指标。

非临床绩效指标主要可以分为以下 7 类。

- **服务能力和利用率**——提供组织资源使用效率的整体视角，可供管理层用于预测财务绩效。
- **资本结构**——评估组织的债务承受能力。
- **流动性**——评估组织偿还短期债务的能力。
- **患者和支付方组合**——反映第三方支付的来源和性质，这是美国医院的命脉。
- **价格策略**——帮助管理层评估市场的相对竞争力。
- **生产力和效率**——突出财务绩效的深层原因。
- **收入、费用和盈利能力**——评估组织收入超过支出的潜力，既针对营利组织，也针对非营利组织。

在之后的内容中，请注意每个指标相关的时间和其他变量的准确定义。例如，在许多地方，每周工作 40 小时被视为一个全职标准工时（full-time equivalent，FTE），但在其他地方，全职标准工时被视为每日 9 小时。一日什么时候开始和结束？比率是向上舍入还是向下舍去？还请注意，有几个公式可用于推导相同的指标。通常，替代公式反映了营利组织和非营利组织之间的差异。

6.2 服务能力和利用率绩效指标

大多数的服务能力和利用率绩效指标是每个报告周期的计量指标（表 6.1）。其中许多指标可参考基准年（即趋势年）。

6.2.1 调整后住院日

患者住院日是指在整个报告周期内，向成人和儿童（不包括新生儿）提供医疗护理的天数，并根据住院收入（最为常见）、门诊服务或疾病严重程度进行调整。调整后患者住院日除了考虑门诊医疗护理，还评估了患者疾病的严重程度，并进行了相应的赋分，分数与疾病的发病率有关。

表 6.1 服务能力和利用率绩效指标

调整后出院数

调整后住院日

住院人数

门诊辅助项目使用次数 / 项目数

平均住院日

床位数

分娩数

按人头付费就诊量

治疗后出院人次

向其他急症医院转院人次

向专业护理机构转院人次

急诊就诊量

按项目付费就诊量

家庭健康服务次数

住院手术人次

疗养院入院人次

留观天数

床位使用率

门诊手术人次

门诊量

住院日

门诊收入占比

康复患者出院人次

常规出院人次

当日手术例数

总出院人次

调整后住院日 =（总收入 × 住院天数）/ 住院收入

调整后住院日 = 住院天数 +（门诊天数 /5）

注：第 2 个公式中最合适的分母取决于门诊服务对医务人员业务需求的相对贡献程度。

6.2.2 调整后出院人次

患者出院人次根据患者住院收入进行调整。

$$调整后出院人次 = (总收入 \times 住院患者出院人次) / 住院收入$$

6.2.3 开放床日数

开放床日数即开放床位总数乘以天数。

$$开放床日数 = 开放床位总数 \times 天数$$

6.2.4 平均住院日

平均住院日是一种生产力指标，经常被用来与标杆数据相比较，并进行趋势分析。由于大部分医疗费用与住院治疗有关，目前的做法是尽量减少平均住院日，以支持更有效益的门诊服务。平均住院日通常随疾病的严重程度和患者的健康状况而变化。因此，平均住院日可以根据描述疾病严重程度的指标进行调整，如病例组合指数（case mix index，CMI）、优化疾病诊断相关分组（refined diagnostic-related group，RDRG）或商用疾病严重性评分。然而，与调整后住院日一样，平均住院日通常是根据住院收入进行调整。

$$平均住院日 = 患者住院日 / 住院患者总出院人数$$

$$平均住院日 = 患者住院日 / 入院人数$$

注：可以校正平均住院日数值来避免异常值对其影响，如住院日超过97%的患者。

6.2.5 住院人数

对于住院人数的统计，应该准确定义住院患者的范围，以及在什么时间段住院。

6.2.6 门诊辅助项目使用次数 / 项目数

门诊辅助项目包括实验室检查、放射影像检查、物理治疗、心理治疗和药物治疗等。鉴于门诊辅助项目的多样性，该指标很难被定义。

6.2.7 床位数

医院可用床位总数也称可用床位或床位数。床位的定义应准确，包括或排除婴儿摇篮、暖床和报告期内停用的床位。例如，美国医院协会将床位定义为在报告期最后一日为住院患者设置和配备使用的床位、婴儿床和儿童摇篮总数，即开放床位。一些医院有编制床位的说法，这是指根据法律医院可以为患者提供的床位数量，而不是实际可用的床位数量。

6.2.8 床位周转率

在任何一段时间内，从一名患者出院到下一名住院患者入住同一张床位所经过的平均时长（以日为单位）。占用床日数是每日使用床位的总数。

$$床位周转率 =（可用床日数 - 占用床日数）/ 出院人次$$

6.2.9 分娩数

分娩数即活产总数。死胎不计入分娩数。

6.2.10 按人头付费就诊量

按人头付费就诊量即按人头付费的参保人员就诊次数。在按人头计费的系统中，医务人员根据服务人数按被预先支付费用，不论在后续在诊疗过程中实际提供的服务量。

6.2.11 向其他急症医院转院人次

向其他急症医院转院人次即转诊至其他急症医院的住院患者人数，不包括转诊至长期康复医院的患者。正常转诊趋势。

6.2.12 向专业护理机构转院人次

向专业护理机构转院人次即转诊至特护疗养院（skilled nursing facility，SNF）的住院患者人数，特护疗养院主要提供专业护理和康复服务，不包括针对精神疾病的护理和治疗。正常情况下是有趋势的。

6.2.13 治疗后出院人次

治疗后出院人次即接受医疗服务（即内科、外科、精神心理科和神经科）后治疗出院的住院患者人数，具有趋势性。

6.2.14 急诊就诊量

急诊就诊量即急诊科门诊次数。

6.2.15 按项目付费就诊量

按项目付费就诊量即按项目付费的就诊次数。按项目付费是一种传统的医疗服务付费方式，医师对提供的每项服务收取费用，被保险人或患者支付全部或部分费用。

6.2.16 家庭健康服务次数

家庭健康服务次数即到患者家里看诊的次数。

6.2.17　住院手术人次

住院手术人次即住院手术次数。

6.2.18　疗养院入院人次

疗养院入院人次即疗养院的住院总人数。疗养院包括中级护理设施和专业护理设施，为不需要接受住院治疗的人提供日常照护和有限的医疗护理。

6.2.19　留观天数

留观天数即门诊观察天数。留观是指在手术后或治疗期间，为患者提供短期的密切护理观察或医疗管理服务。

6.2.20　床位使用率

床位使用率即在某一时间医院床位的使用占比。床位使用率可通过平均每日患者数量除以报告期最后一天设置和配备的医院病床、婴儿床和儿童摇篮的数量计算得出，并以百分比的形式表示。日均患者数量的计算方法是将年度住院总人数（不包括新生儿）除以365，得出本年度平均每日接受医疗护理的住院人数。床位使用率表示医院对患者的有效吸纳程度。

$$床位使用率 =（使用床位数 / 可用床位数）\times 100\%$$

$$床位使用率 =［（年度总住院人数 /365）/ 报告期最后一日设置和配备的病床、婴儿床和儿童摇篮数量］\times 100\%$$

6.2.21　门诊手术人次

门诊手术人次即开展门诊手术的总数。

6.2.22　门诊量

门诊量即门诊的就诊总数。

6.2.23　住院日

在整个报告期内，医院为成人和儿童提供的住院医疗护理天数，不包括新生儿护理天数，简称为"住院日"或"医疗护理日"，是指连续 2 日及以上的服务时长。出院日仅当患者在同一日出入院时才被计算在内。

6.2.24　门诊收入占比

门诊收入占比即门诊收入占患者总收入的比例。理想比例取决于支付方的组合情况。

$$门诊收入占比 = 门诊收入 / 患者总收入$$

6.2.25 康复患者出院人次

康复患者出院人次即康复患者的出院人数，具有趋势性。康复患者是指因精神疾病、药物滥用、酗酒或身体残疾而入院治疗的患者。

6.2.26 常规出院人次

常规出院人次即常规出院、返回家中的患者人次，具有趋势性。

6.2.27 当日手术例数

当日手术例数即当日门诊手术次数。

6.2.28 总出院人次

总出院人次即报告期内住院患者的出院总人次数。出院即结束住院治疗。结束住院治疗的形式包括患者死亡、返回居住地，或转至养老院、另一家医院或其他地点，具有趋势性。

6.3 资本结构绩效指标

资本结构绩效指标多是简单的比率，以比例或百分比的形式出现（表 6.2）。

表 6.2 资本结构绩效指标

房产设备平均使用年限（年）
资本支出占总费用百分比
现金流占总负债比例
债务与净资产之比
长期债务资产比
债务资本化比率
长期债务所有者权益比
长期债务与净资产之比
债务与净资产之比（总计）
外债清偿率
财务杠杆
净资产
现场回款百分比

医疗机构厂房和设备的平均使用年限,通过累计折旧余额除以年度折旧费用计算得出。该指标描述了厂房和设备的加权平均年限,包括了3年及以上、30年及以下的资产折旧年限。平均使用年限较低的值是可取的。

6.3.1 房产设备平均使用年限（年）

$$房产设备平均使用年限（年）= 累计折旧余额 / 年度折旧费用$$

6.3.2 资本支出占总费用百分比

资本支出占总费用百分比即利息费用、折旧和摊销费用之和占总营业费用的百分比。资本支出占总费用的百分比与设备的平均使用年限有关,因为资本支出会影响这2个比率的值。

$$资本支出占总费用百分比 = ［（利息费用 + 折旧摊销费用）/ 营业费用总额］× 100\%$$

6.3.3 现金流占总负债比例

现金流占总负债比例可用于判断财务可行性及偿还未偿付债券本金和利息的能力。该指标值较低则提示存在潜在的财务问题。

$$现金流占总负债比例 = （净收入 + 折旧）/（流动负债 + 长期负债）$$

6.3.4 债务与净资产之比

总资产覆盖率用于表示债权人出资和股东出资之间的关系。较低的债务与净资产比率提示该组织可以很容易地借到钱,或是该组织过于保守。反之,高比率则提示该组织的大部分风险由债权人承担,从外部获得额外资金可能很困难。

$$债务与净资产之比 = 总负债 / 净资产$$

6.3.5 长期债务资产比

衡量财务业绩的指标等于长期固定债务除以负债和所有者权益的和。长期债务资本比超过50%被认为是高风险的债务水平。

$$长期债务资产比 = ［长期债务 /（负债 + 所有者权益）］× 100\%$$

6.3.6 债务资本化比率

债务资本化比率即长期债务除以长期债务与非限定性净资产之和的比例。该指标值较高意味着对债务融资的依赖和承担额外债务的能力较低。

$$债务资本化比率 = （长期债务 + 资本租赁 - 当前到期应付款）/（长期债务 + 资本租赁 -$$
$$当前到期应付款 + 非限定性净资产）$$

$$债务资本化比率 = （长期债务 + 短期债务）/（长期债务 + 流动债务 + 无限制资金余额）$$

$$债务资本化比率 = （长期债务）/（长期债务 + 非限定性净资产）$$

6.3.7 长期债务所有者权益比

长期债务所有权益比即衡量通过长期债务融资的资产与非长期债务融资的净资产的比例。该指标被用于评价营利性组织。

$$长期债务所有者权益比 = 长期债务总额 / 所有者权益$$

6.3.8 长期债务与净资产之比

长期债务与净资产之比即衡量通过长期债务融资的资产与非长期债务融资的资产的比例。如果该数值大于 1，则该组织的杠杆率很高，如果债权人要求偿还债务，该组织可能面临风险。该指标适用于计算非营利组织的长期债务与净资产之比，或营利组织的长期债务与所有者权益之比。

6.3.9 债务与净资产之比（总计）

债务与净资产之比（总计）即衡量通过长期和短期债务融资的资产比例。如果该数值大于 1，则大多数资产是通过债务融资的。该数值比长期债务与净资产比更保守。

$$债务与净资产之比 = 总负债 / （总资产 - 总负债）$$

6.3.10 外债清偿率

外债清偿率即衡量组织现金流中的总偿债覆盖率，表明组织满足其未偿债务的年度本金和利息费用的有效性。如果该数值较高，表明该组织具有良好的偿还债务能力。

$$外债清偿率 = （净收入 + 所得税准备金 + 利息费用 + 折旧）/$$
$$（利息费用 + 当期贷款 + 应付票据）$$

$$外债清偿率 = （总保证金 + 折旧费用 + 利息费用）/ （本金 + 利息费用）$$

6.3.11 财务杠杆

财务杠杆表示组织承担的债务比例大于其所有者投资额的程度，如果该数值大于 2 则被认为是高杠杆率，如果无法偿还债务，则可能面临破产风险。高杠杆率的组织将来也可能找不到新的贷款方。然而，财务杠杆并不总是坏的，因为它可以增加股东的投资回报，而且借贷可能会带来税收优惠。

$$财务杠杆率 = （总负债 + 所有者权益）/ 所有者权益$$

6.3.12 净资产

净资产等于总资产减去总负债，表示组织的资产超过负债的部分和组织所有者权益。

$$净资产 = 总资产 - 总负债$$

6.3.13 现场回款百分比

现场回款百分比即服务时收取的目标款项的百分比。较高的百分比与改善现金流、降低计费成本和减少收款机构的营业费用有关。

$$现场回款百分比 = （回款金额 / 目标金额）\times 100\%$$

6.4 流动性指标

流动性指标通常以比率计算，用于衡量组织获得现金以偿还债务的难易程度。此外，一个给定的指标通常有多个公式，在比较其他组织的流动性数据时需要考虑这一点。表 6.3 列出了常见的流动性指标。

表 6.3 流动性绩效指标

速动资产与流动负债比率
平均收账期（日）
平均付款期（日）
库存现金（日）
现金应付账款支付比率
流动比率
缓冲比率
患者净应收账款天数
应收账款周转天数
未付应付账款天数
固定资产与净资产比

续表

| 最高年还本付息额 |
| 最高年偿债备付率 |
| 速动比率 |
| 现金周转率 |

6.4.1 速动资产与流动负债比率

该指标用于严格检测资产的流动性，表示相对于流动负债的可用现金量。

$$速动资产与流动负债比率 =（现金 + 有价证券）/（流动负债）$$

6.4.2 平均收账期（日）

平均收账期（日）即用于衡量收回未偿债务所需的天数，也被称作应收账款天数。该数值越小越好。

$$平均收账期（日）= 应收账款 /（收入 / 天数）$$

$$平均收账期（日）= 应收账款 /（总收入 /365）$$

$$平均收账期（日）=（患者净应收账款 \times 365）/ 患者净收入$$

6.4.3 平均付款期（日）

平均付款期（日）衡量供应商给予机构的平均信用期限，该数值的趋势通常比实际值更重要。

$$平均付款期（日）= 流动负债总额 /[（营业费用总额 + 其他费用总额 - 折旧费用）/365]$$

$$平均付款期（日）=（流动负债总额 \times 365）/（营业费用总额 - 折旧和摊销费用）$$

6.4.4 库存现金（日）

库存现金（日）即该组织能够用现有现金支付营业费用的天数。库存现金（日）表明该组织有能力在债务到期时履行其义务，而无须清算任何投资。该数值上升意味着流动性增加，与标杆数据值相比，该数值越高越优。

$$库存现金（日）=（库存现金 + 市场证券）/ [（营业费用 - 折旧）/365]$$

$$库存现金（日）=（非限定性现金和投资 \times 365）/（总营业费用 - 折旧和摊销费用）$$

库存现金（日）＝（库存现金＋市场证券＋投资）/〔（总营业费用－折旧费用）/365〕

库存现金（日）＝〔（现金＋现金等价物＋理事会指定资本金）×365〕/
（总营业费用－折旧和摊销费用）

库存现金（日）＝非限定性现金和投资 / 每日现金运营费用

库存现金（日）＝（现金＋现金等价物＋短期投资）/
〔（医疗和住院费用总额＋管理费用）/365〕

注：市场证券包括其他临时投资。

6.4.5 现金应付账款支付比率

现金应付账款支付比率即衡量机构使用可用现金和现金等价物支付医疗应付账款的能力。

现金应付账款支付比率＝现金及等价物 / 应付账款

6.4.6 流动比率

流动比率是指流动资产除以流动负债，可用来衡量组织利用当前短期资产基础履行短期债务义务的能力。如果该数值大于 1 表示具有资产流动性。虽然该数值为 2 时被认为是好的，但更高的数值可能意味着现金没有得到最佳的利用。流动比率忽略了收到和支付现金的时间。

流动比率＝流动资产总额 / 流动负债总额

流动比率＝（流动资产－存货－应收账款）/ 流动负债

注：第 2 个公式比第 1 个公式更保守。

6.4.7 缓冲比率

缓冲比率即可用于偿还未来峰值债务的现金和现金等价物数量。该数值较高是优选的。

缓冲比率＝非限定性现金和投资 / 预计未来最高偿债额

缓冲比率＝非限定性现金和投资 / 最高年还本付息额

缓冲比率＝（现金和现金等价物＋理事会指定资本金）/ 预计未来最高偿债额

6.4.8 患者净应收账款天数

患者净应收账款天数即应收账款净额挂钩的收回天数，应收账款净额等于应收账款总额减去无法收回的应收账款。

$$患者净应收账款天数 = （应收账款 － 坏账准备） / （营业总收入 /365）$$

注：总营业收入 = 患者净收入。

6.4.9　应收账款周转天数

应收账款周转天数即表示收回应收账款所需的时间，对于趋势分析和与标杆数据的比较最为有用。

$$应收账款周转天数 = （应收账款 + 应收票据 + 其他应收款 － 坏账准备） / \\ （营业总收入 /365）$$

6.4.10　未付应付账款天数

未付应付账款天数即该组织欠其成员的应付账款天数。该数值有助于判断一个组织是否有效、高效、及时地履行其健康和医疗责任。该数值升高表明组织履行到期义务的能力正在下降。

$$未付应付账款天数 = 应付账款 / \left[（医疗费用 + 住院费用总额） /365 \right]$$

6.4.11　固定资产与净资产比

该指标表示净资产中固定资产所占的比例，数值较低表明净资产可能更具流动性，数值较高则表明该组织可能会因运营资本（与房产和设备相关的资本）而亏损。

$$固定资产与净资产比 = 固定资产 / 净资产$$

6.4.12　最高年还本付息额

最高年还本付息额即用于偿债的收入与预计未来债务支付峰值的比率。

$$最高年还本付息额 = 可用于偿债的净收入 / 预计未来最高的本金和利息支出$$

6.4.13　最高年偿债备付率

最高年偿债备付率即净营业收入与最高年还本付息额的比例。偿债备付率（debt service coverage ratio，DSCR）越高，可用于偿债的净营业收入就越多。

$$最高年偿债备付率 = 收入 － （超额收入 + 利息、折旧和摊销费用 － 预付款摊销） / \\ 最高年还本付息额$$

6.4.14 速动比率

速动比率即所有可快速转换为现金的资产（不包括存货）与所有流动负债的比率。该指标不依赖于存货销售额，可用于评估信用度。该指标忽略了收款和付款的时间。

$$速动比率 = （总流动资产 - 存货）/ 总流动负债$$

6.4.15 现金周转率

现金周转率用于衡量组织的营运资本是否充足。该数值低表示资金被短期、低收益资产捆绑，数值高则表示无力支付账单。

$$现金周转率 = 净收入 / 营运资金$$

6.5 患者和支付方组合绩效指标

患者和支付方组合绩效指标反映了第三方支付方对组织运营状态的影响。这类指标大多数是与患者和支付方群体相关的计量指标（表 6.4）。

表 6.4 患者和支付方组合绩效指标

按患者来源划分的入院人数
按患者来源划分的入院人数增加 / 减少
根据病例组合指数调整后的医疗服务平均成本
按疾病诊断相关分组划分的平均住院费用
按医疗服务划分的平均住院费用
按疾病诊断相关分组划分的平均住院成本
按医疗服务划分的平均住院成本
按医疗服务划分的平均住院支付金额
按疾病诊断相关分组划分的平均住院费用报销
按疾病诊断相关分组划分的平均住院日
按医疗服务划分的平均住院日
按门诊支付分类划分的平均门诊成本
按医疗诊断划分的平均门诊成本
按医疗流程划分的平均门诊成本
按门诊患者分类划分的平均门诊支付金额
按医疗诊断划分的平均门诊支付金额

按医疗流程划分的平均门诊支付金额

按医疗服务划分的平均住院总费用

按门诊支付分类划分的平均门诊总费用

按医疗诊断划分的平均门诊总费用

按医疗流程划分的平均门诊总费用

调整后次均出院成本

按患者来源划分的住院日

住院病例组合指数变化趋势

按患者来源划分的住院费用

住院医疗疾病诊断相关分组（%）变化趋势

按医疗服务分类的住院患者医疗服务组合指数（service mix index，SMI）

住院外科疾病诊断相关分组（%）变化趋势

按患者来源划分的住院人数百分比

按医疗服务划分的老年医疗保险病例组合指数

死亡变化趋势

按疾病诊断相关分组划分的老年医疗保险住院患者

按医疗服务划分的老年医疗保险住院患者

按门诊患者分类划分的门诊索赔

按医疗诊断划分的门诊索赔

按医疗流程划分的门诊索赔

调整后次均出院的带薪小时数

按医疗服务划分的患者索赔

调整后次均出院的供应成本

按医疗诊断划分的门诊补助总金额

按门诊患者分类划分的门诊总费用

按医疗诊断（ICD-9/ICD-10）划分的门诊总费用

按医疗流程（医疗服务通用程序编码系统/现行程序术语代码）划分的门诊总费用

按医疗服务划分的住院服务单元

按门诊患者分类划分的门诊服务单元

按医疗流程划分的门诊服务单元

这里描述的患者和支付方组合指标涉及邮政编码、病例组合指数、门诊预付费系统（outpatient prospective payment system，OPPS）和门诊支付分类（ambulatory payment classification，APC）、医疗诊断［国际疾病分类，修正第9版（ICD-9-CM）及第10版（ICD-10）］、疾病诊断相关分组（diagnosis-related group，DRG），以及医疗程序［医疗服务通用程序编码系统/现行程序术语（HCPCS/CPT）代码］。

邮政编码是用于表示邮政地址以帮助邮件分类的字母和数字代码，是患者来源的良好指标。邮政编码地图可通过各种途径获得，使得管理层能够很方便地统计患者人口信息。

病例组合指数是用于统计老年医疗保险患者权重的指标。病例组合指数从0.4到16.0不等，平均值为1.0。病例组合指数可以将患者分为具有统计学和临床资源需求同质性的不同分组。通过为那些需要增加护理需求的患者增加对医疗机构的投入，病例组合系统旨在为患者提供更合适的医疗护理，并根据需求准确支付。同样，工资指数衡量每个劳动力市场医疗机构的平均每小时工资与全国平均每小时工资的差异。有关病例组合指数和工资指数的使用和推导的更多信息，请参见老年医疗保险和医疗救助服务中心门户网站（www.cms.gov）。

门诊支付分类是医院门诊预付费系统下的一个支付组，由临床上相似且有着类似资源需求的相关程序组成。医院门诊预付费系统是根据1997年《平衡预算法案》建立的一个预期支付系统（即医疗费用报销计划，老年医疗保险为每个住院患者的出院支付预定金额）。由老年医疗保险支付的所有服务都被划分为门诊支付分类组，并为每个指标确定支付比率。

在世界卫生组织国际疾病分类第9版（ICD-9）编码系统的基础上，美国开发了国际疾病分类临床修正第9版（ICD-9-CM）。虽然国际疾病分类第10版（ICD-10）已经推出多年，但在一些组织中，ICD-9-CM仍然是比较出生、死亡和疾病数据的标准。ICD-9-CM由疾病代码列表、按字母顺序排列的疾病索引，以及手术、诊断和治疗程序列表组成。可通过老年医疗保险和医疗补助服务中心网站下载两部分的数字代码和常见附录的完整列表。

疾病诊断相关分组是一种病例组合分类系统，将临床诊断、治疗方式和医疗资源消耗相似的患者分为同一组。该分类系统之所以如此命名，是因为它将10 000多个ICD-9代码分组为更易于管理的约500个组别。作为绩效指标的组成部分，可以通过疾病诊断相关分组对不同患者组合的医院的资源使用情况进行比较。

医疗服务通用程序编码系统/现行程序术语是美国医疗服务编码的首选。现行程序术语旨在提供一种统一的语言来准确描述医疗、手术和诊断服务，从而促进全国医师和其他医疗服务提供者、患者和第三方之间可靠有效的沟通。现行程序术语编码为医师提供的每项服务或操作配置了一个五位数代码。

- **按患者来源划分的入院人数**：按邮政编码划分的总入院人数。
- **按患者来源划分的入院人数增加/减少**：按邮政编码划分的入院人数相对于上一年的变化百分比。

- **根据病例组合指数调整后的医疗服务平均成本**：经过病例组合指数调整后的每项医疗服务的平均成本。

- **按疾病诊断相关分组划分的平均住院费用**：输入疾病诊断相关分组代码后生成的住院费用列表。

- **按医疗服务划分的平均住院费用**：按照医院医疗服务分类列出的平均住院费用表。

- **按疾病诊断相关分组划分的平均住院成本**：按疾病诊断相关分组列出的平均住院成本表，平均住院成本可以通过住院服务费用和收费比率计算得出。

- **按医疗服务划分的平均住院成本**：按医疗服务分类列出的平均住院成本表，并经过成本收费比率进行调整。老年医疗保险有明确的指导说明，用以确定成本费用比率。

- **按医疗服务划分的平均住院支付金额**：按医疗服务分类列出的平均住院支付金额列表。

- **按疾病诊断相关分组划分的平均住院费用报销**：按疾病诊断相关分组列出的住院费用报销表。不包括老年医疗保险健康维护组织（Health Maintenance Organization，HMO）覆盖的患者的免赔额、共同保险或报销。

- **按疾病诊断相关分组划分的平均住院日**：按疾病诊断相关分组列出的平均住院日列表。

- **按医疗服务划分的平均住院日**：按医疗服务分类列出的平均住院日列表。

- **按门诊支付分类划分的平均门诊成本**：按老年医疗保险门诊支付分类列出的平均门诊成本表，并经过医院成本收费比率进行调整。

- **按医疗诊断划分的平均门诊成本**：按 ICD-9/ICD-10 代码列出的平均门诊成本表，并经过医院成本收费比率进行调整。

- **按医疗流程划分的平均门诊成本**：按现行程序术语代码列出的平均门诊成本表，并经过医院成本收费比率进行调整。

- **按门诊患者分类划分的平均门诊支付金额**：按老年医疗保险门诊支付分类列出的平均门诊支付金额列表。

- **按医疗诊断划分的平均门诊支付金额**：按 ICD-9/ICD-10 代码列出的平均门诊费用支付表。

- **按医疗流程划分的平均门诊支付金额**：按现行程序术语代码列出的平均门诊费用支付列表。

- **按医疗服务划分的平均住院总费用**：按医疗服务分列的平均住院总费用表格，未对服务成本、免赔额或共同保险进行调整。

- **按门诊支付分类划分的平均门诊总费用**：按门诊支付分类代码列出的平均门诊总费用表格，未调整服务成本、免赔额或共同保险费用。

- **按医疗诊断划分的平均门诊总费用**：按 ICD-9/ICD-10 代码列出的平均门诊总费用表，未调整服务成本、免赔额或共同保险费用。

- **按医疗流程划分的平均门诊总费用**：按现行程序术语代码列出的平均门诊总费用表

格，未调整服务成本、免赔额或共同保险费用。

- **调整后次均出院成本**：经过病例组合指数和工资指数调整后的每次出院成本。
- **按患者来源划分的患者住院日**：按患者居住地的邮政编码列出的住院医疗护理天数。医疗护理日是指连续 2 日及以上的护理服务日，当患者在同一日入院、出院时，仅计入出院日。
- **住院病例组合指数变化趋势**：参考前几年的住院病例组合指数。病例组合指数是用于统计老年医疗保险患者权重的指标，从 0.4 到 16.0 不等，平均值为 1.0。
- **按患者来源划分的住院费用**：按患者居住地的邮政编码分列的住院费用列表。
- **住院医疗疾病诊断相关分组（%）变化趋势**：参照往年，被分类为住院医疗（相对于手术）疾病诊断相关分组的患者所占百分比的变化趋势。
- **按医疗服务分类的住院患者医疗服务组合指数**：按医疗服务组合指数计费的平均相对权重列表，根据医疗服务进行分类。
- **住院外科疾病诊断相关分组（%）变化趋势**：参照往年，被分类为外科手术（相对于住院医疗）疾病诊断相关分组的患者所占百分比的变化趋势。
- **按患者来源划分的住院人数百分比**：有邮政编码的住院患者占医院总住院人数的百分比。
- **按医疗服务划分的老年医疗保险病例组合指数**：按医疗服务分类列出的病例组合指数列表。
- **死亡变化趋势**：与前几年相比，住院患者的死亡人数。
- **按疾病诊断相关分组划分的老年医疗保险住院患者**：按疾病诊断相关分组列出的老年医疗保险住院患者总数列表。
- **按医疗服务划分的老年医疗保险住院患者**：按医疗服务列出的老年医疗保险住院患者列表。
- **按门诊患者分类划分的门诊索赔**：按门诊支付分类列出的门诊索赔总额列表。
- **按医疗诊断划分的门诊索赔**：按 ICD-9/ICD-10 编码列出的门诊索赔总额列表。
- **按医疗流程划分的门诊索赔**：按现行程序术语代码列出的门诊索赔总额列表。
- **调整后次均出院的带薪小时数**：经病例组合指数调整后的次均出院带薪小时数。该指标较低是优选的。
- **按医疗服务划分的患者索赔**：按医疗服务列出的患者索赔总额表。
- **调整后次均出院的供应成本**：经病例组合指数、工资指数调整后的次均出院供应成本表格。
- **按医疗诊断划分的门诊补助总金额**：按 ICD-9/ICD-10 代码列出的门诊异常总金额列表。门诊补助是对预付款的补充，用于支付部分费用高昂的医疗护理服务。
- **按门诊患者分类划分的门诊总费用**：按门诊支付分类列出的门诊总费用表格。
- **按医疗诊断（ICD-9/ICD-10）划分的门诊总费用**：按 ICD-9/ICD-10 代码列出的门诊总费用表格。

- **按医疗流程（医疗服务通用程序编码系统 / 现行程序术语代码）划分的门诊总费用：**
  按现行程序术语代码列出的门诊总费用表格。
- **按医疗服务划分的住院服务单元：**按医疗服务排序的住院服务单元总数列表。
- **按门诊患者分类划分的门诊服务单元：**按门诊支付分类排序的门诊服务单元总数列表。
- **按医疗流程划分的门诊服务单元：**按现行程序术语代码排序的门诊服务单元总数列表。

6.6　价格策略类指标

项目加价比率，即医用耗材、实验室检查、放射诊断和辅助服务的成本与收费的比率。

6.7　生产力和效率类指标

此处所说的生产力和效率绩效指标都是用来反映管理费用、员工绩效和资产使用情况的比率指标（表 6.5）。

表 6.5　生产力和效率绩效指标

管理费用比率
福利占工资总额百分比
编码特异性比率
调整后人均全职标准工时（使用床位）
存货周转率
营运比率
加班时间占工作时间百分比
每全职标准工时收入
相对价值分配单元
总资产周转率
总可用工时
执行进程总数

6.7.1　管理费用比率

管理费用比率即管理成本占营业收入的百分比，也称间接成本，是衡量管理成本占组织收入的百分比。

$$管理费用比率 = （总管理成本 / 营业收入）\times 100\%$$

6.7.2 福利占工资总额百分比

员工福利的地区标杆数据通常比实际值更重要，尤其是在劳动力短缺的情况下，福利是吸引和留住医疗护理人员的一种方式。

$$福利占工资总额百分比 =（福利 / 工资总额）\times 100\%$$

6.7.3 编码特异性比率

编码特异性比率即用于衡量医院获取和记录临床数据的准确性和效率。特异性是指主要诊断的特异性程度。

$$编码特异性比率 = 特异性病历数 / 病历总数$$

6.7.4 调整后人均全职标准工时（使用床位）

该指标是指全职标准工时与住院日的比率。如果不考虑外包劳工和合同制劳工，该数值可能会有偏差。此外，根据组织提供的住院与门诊服务的比例，住院收入可能是一个很差的分母。全职标准工时通常为每日 8 小时，每周 5 日，但各地的标准可能会有所不同。

$$调整后人均全职标准工时（使用床位）=（全职标准工时 \times 365）/$$
$$［（总收入 \times 住院日）/（住院收入）］$$

6.7.5 存货周转率

存货周转率即年收入与库存的比率。存货周转率低代表效率低下，因为库存的退货率通常为零。

$$存货周转率 =（营业总收入 + 营业外收入）/ 存货$$

注：营业总收入 = 患者医疗护理等相关服务的净收入；营业外收入 = 非患者医疗护理等相关服务的收入。

6.7.6 营运比率

营运比率即营业开支与营业收入的比率，用于衡量组织的运营管理效率。

$$营运比率 =（总营业费用 - 折旧和摊销费用）/（总收入 - 预付费摊销）$$

6.7.7 加班时间占工作时间百分比

加班时间占工作时间百分比即每个报告期内加班时间的占比。大量的加班是资源管理和规划不善的一种表现。

$$加班时间占工作时间百分比 =（加班时间 / 总工作时间）\times 100\%$$

6.7.8 相对价值分配单元

相对价值分配单元即在诊室就诊、药房取药或其他医疗场合分配的相对价值单元（relative value unit，RVU）数量。相对价值单元是针对与过程或时间度量相关的时间、难度和资源的综合测量值。相对价值单元可以特指某个专业，例如，在 20 世纪 90 年代初，美国医疗服务财务管理局（Health Care Financing Administration，HCFA）采用美国放射学学院的相对价值量表，并创建了基于资源的综合相对价值量表。量表上每个专业分组的相对价值单元被用于衡量放射科医师工作产出的基础。

6.7.9 每全职标准工时收入

每名全职员工产生的收入是衡量生产力的原始指标，可用于与医疗卫生行业及其他行业的标杆数据进行比较。

$$每全职标准工时收入 = 总收入 / 总全职标准工时$$

6.7.10 总资产周转率

总资产周转率为营业总收入和营业外收入之和除以总资产。该指标可以衡量资产用于创造收入的程度，总资产周转率越高，表明每投入 1 美元可以产生越多的收入。

$$总资产周转率 =（营业总收入 + 营业外收入）/ 总资产$$

$$总资产周转率 =（营业总收入）/ 总资产$$

注：营业总收入 = 患者医疗护理等相关服务的净收入；营业外收入 = 非患者医疗护理等相关服务的收入。

6.7.11 总可用工时

总可用工时（total available staff hours，TASH）即为患者提供医疗护理的可用员工工时总数，可能与工资工时明显不同，因为管理职责、员工会议、讲座、继续医学教育（continuing medical education，CME）研讨会和其他活动减少了员工可用于患者医疗护理的时间。该指标通常是一个部门或一项服务的平均值。

$$总可用工时 = 工资工时 - 花费在非临床职责上的工时$$

6.7.12　执行进程总数

执行进程总数即一段时间内所有现行程序术语（current procedural terminology，CPT）代码的总数。这些代码可以链接到报销平台以获得每个医师或每项服务的收入，也可以链接到相对价值单元以测量生产力。

在绩效测量方面，量化临床医师的生产力是最困难的挑战之一，尤其是测量与临床结果相关的生产力。例如，考虑如何评估药剂师的临床绩效。仅计算每小时的处方数量可以衡量效率，但这与临床结果无关。药剂师在给药前发现的潜在药物相互作用的数量具有明显的临床效益，但是相对较高的干预数量可能代表着医师训练不足，而不一定反映药剂师良好的绩效表现。

生产力和效率指标相对成熟的两个临床领域是放射学和病理学。这两个领域的医师和技术人员的生产力通常可以通过与现行程序术语代码相关的指标来衡量。在放射学领域，老年医疗保险和医疗补助服务中心提供了一个免费的现行程序术语代码列表，该列表可以链接到与每个医疗程序相关的专业和技术。利用普通胸片作为基本测量单位，放射学程序的排名允许放射科医师公平地比较不同体量的各种程序。例如，一名放射科医师在一日内浏览了 35 张胸片，其效率可能不如另一名放射科医师，后者只执行 10 个更复杂、耗时的程序，如同使用造影剂的大脑计算机断层扫描。有关如何使用与现行程序术语相关的相对价值单元来衡量放射科医师生产力的更多信息，可以访问放射学管理协会官网（www.rbma.org）。

美国病理学会（College of American Pathologists，CAP）提供了一种按服务收费的生产力测量系统，被称为实验室管理指标计划（laboratory management index program，LMIP）。该系统是放射科医师使用的相对价值单元系统的简化版本。美国病理学会提供了一个与标准计费测试（standard billable test，SBT）单元（本质上是相对价值单元）相对应的现行程序术语代码表，该表反映了与给定程序相关的工作。有关实验室管理指标计划的更多信息，请访问美国病理学会官网（www.CAP.org）。

6.8　收入、费用和盈利能力类指标

表 6.6 列出的收入、费用和盈利能力指标包括了医疗机构年度报告中出现的许多核心指标。

表 6.6　收入、费用和盈利能力绩效指标

坏账占总收入的百分比

息税折旧摊销租金前利润（earnings before interest, taxes, depreciation, amortization, and rent，EBITDAR）

超额利润率

调整后日均床费用（住院）/ 调整后次均费用（门诊）（expenses per adjusted patient day，EPAPD）

调整后例均出院结算费用（expenses per adjusted discharge，EPAD）

投资周转率
医疗费用占比
净利润率
净利润（亏损）
息税前利润率
营业收入
营业利润（亏损）
营业利润率
总费用比率
营运利润率
人员费用占营业总收入的百分比
收入回报率
资产回报率
投资回报率
资产收益率
股本回报率
净资产回报率

6.8.1　坏账占总收入百分比

坏账是指无法收回并将被注销的应收账款，不包括慈善债务。

$$坏账占总收入百分比 =（坏账 / 总收入）\times 100\%$$

6.8.2　息税折旧摊销租金前利润

该指标可以近似测量运营现金流，通过扣除利息费用、税款、折旧、摊销和租金前的收益来计算。

$$息税折旧摊销租金前利润 = 净收入 + 利息 + 折旧摊销 + 租赁成本$$

6.8.3　超额利润率

超额利润率即税前总收入超过总费用的比例。超额利润率考虑了非营业收入，如投资和辅助运营的贡献和收入，以及运营来源。该数值表示组织可用于更换资本、获取技术和扩展服务的主要收入来源。

$$超额利润率 = （总收入 - 总费用）/（总营业收入 + 营业外收入）$$

6.8.4 调整后日均床费用（住院）/ 调整后次均费用（门诊）

该指标是根据门诊服务调整后的患者每日的费用。这是一个实际成本绩效指标，可以与标杆数据进行比较并进行趋势分析，以揭示过去的绩效和类似组织的绩效。

$$调整后日均床费用（住院）/ 调整后次均费用（门诊）= 总费用 / 调整后医疗护理服务天数$$

6.8.5 调整后例均出院结算费用

调整后例均出院结算费用即总营业费用除以调整后的出院次数，用于衡量单位医疗护理的平均成本。

$$调整后例均出院结算费用 = 总营业费用 / 调整后出院人次$$

注：根据老年医疗保险病例组合指数和老年医疗保险和医疗补助服务中心工资指数，对出院人次进行调整。

6.8.6 投资周转率

投资周转率即净收入占总资产的比例，表示资本产生的收益的多少。投资周转率低表明资产过多和（或）收入不足。

$$投资周转率 = 净收入 / 总资产$$

6.8.7 医疗费用占比

医疗费用占比即直接医疗成本占组织收入的百分比。

$$医疗费用占比 = [（医疗费用 + 医院运营费用）/ 营业收入] \times 100\%$$

6.8.8 净利润率

该指标用于描述净收入的多少，可以衡量组织的盈利能力，也可以与自身变化趋势或与外部标杆数据相比较。

$$净利润率 = [（营业总收入 - 营业总费用 + 非营业收入）/$$
$$（营业总收入 + 非营业收入）] \times 100\%$$

注：营业总收入 = 患者医疗护理等相关服务的净收入；营业外收入 = 非患者医疗护理等相关服务的收入。

6.8.9 净利润（亏损）

净利润（亏损）即扣除税收和临时成本后的营业盈余（或赤字）。

净利润（亏损）= 总收入 −（直接医疗费用 + 管理费用 + 税款和临时费用）

6.8.10 息税前利润率

不考虑债务和税收的影响，净利润率为净利润占销货净额的百分比。净利润率是衡量管理有效性的一个指标。不考虑债务和税收，可用于与其他组织进行比较。净利润率高意味着支出降低，或是组织从资产中获得了更多的收益。

息税前利润率 = 息税前利润 / 净收入

6.8.11 营业收入

该指标用于衡量组织从主营业务中获得收入多少的指标。

营业收入 = 总收入 −（来自投资、利息和其他杂项来源的收入）

6.8.12 营业利润（亏损）

营业利润（亏损）即扣除直接医疗费用和管理费用后组织剩余的资金。该指标可以衡量组织支付其运营成本的能力。

营业利润（亏损）= 营业收入 −（直接医疗费用 + 管理费用）

6.8.13 营业利润率

营业利润率即组织运营净利润占营业收入的百分比。该指标表示组织在支付固定和临时费用后的创收能力。

营业利润率 ={［营业收入 −（直接医疗费用 + 管理费用）］/ 营业收入 }×100%

6.8.14 总费用比率

总费用比率即直接医疗费用和管理费用占组织营业收入的百分比。

总费用比率 =［（直接医疗费用 + 管理费用）/ 营业收入］×100%

6.8.15 营运利润率

该指标用于衡量每单位营业收入的盈余或亏损。营业利润的趋势可用于确定组织的财务方向。积极的趋势表示，资源可用于服务扩展、购买替换设备、收购新技术和维护实体资产。

$$营运利润率 = [（营业总收入 - 营业总费用）/ 营业总收入] \times 100\%$$

注：营业总收入 = 患者净收入，不包括投资收益。

6.8.16　人员费用占营业总收入百分比

与调整后人均全职标准工时相比，该指标是一个更好的用于衡量组织整体生产力的指标，因为其考虑了合同工。然而，外包服务可能会使该指标产生偏差。该指标呈下降趋势是更希望被看到的。

$$人员费用占营业总收入百分比 = [（工资支出 + 合同工费用 + 附加福利）/$$
$$营业总收入] \times 100\%$$

注：营业总收入 = 患者净收入。

6.8.17　收入回报率

收入回报率即净利润占净收入的百分比，用于描述每一美元收入中的盈利水平。收入回报率低表示费用被压低了。

$$收入回报率 = 净利润 / 净收入$$

6.8.18　资产回报率

该指标用于衡量资产的盈利能力，即每一美元所产生的利润（或非营利组织扣除成本的超额收入）。

$$资产回报率 = （净利润 / 总资产）\times 100\%$$

$$资产回报率 = （超额收入 / 总资产）$$

注：第 2 个公式适用于非营利组织。

6.8.19　投资回报率

该指标用于衡量盈利能力，即股东对于组织的投资所产生的净利润。投资回报率低，表示组织管理效率低下或过于保守，没有充分发挥其潜力。投资回报率高，表明组织管理效率高，组织资本不足，或大部分资本来源于借贷。

$$投资回报率 = （净利润 / 净资产）\times 100\%$$

6.8.20　资产收益率

该指标用于衡量组织管理其资产的效率。资产收益率表示资产中每一美元所产生的收益，通常在税前进行计算，以便与具有不同融资策略的组织进行比较。

$$资产收益率 =（净收入 / 总资产）\times 100\%$$

6.8.21　股本回报率

该指标用于衡量每一美元所有者权益的回报率，相当于非营利组织的净资产回报率。

$$股本回报率 =（税后利润 / 股东权益）\times 100\%$$

$$股本回报率 = [净收入 /（总资产 - 总负债）] \times 100\%$$

6.8.22　净资产回报率

该指标用于衡量非营利组织每一美元的回报率，相当于用于营利组织的股本回报率。

$$净资产回报率 = 超额收入 / 净资产$$

6.9　深度思考

作为标杆数据的财务业绩指标有助于组织内的业绩比较。然而，财务标杆数据应视为需要进一步灵活使用的准则。将绩效指标作为标杆数据的局限性概括为以下几点。

- 周期性的金融环境。许多指标忽视了经济的正常波动。
- 不同病例组合。不同医院的患者人口统计数据和疾病病种可能存在显著差异。
- 医院规模。规模经济可以改善大型医院的财务比率。
- 医院历史。成熟的组织更容易处理债务负担和历史遗留问题。
- 地理差异。当地条件可能会以微妙的方式影响绩效指标。
- 上级组织的影响。上级组织可能会承担费用支出并提供财务支持，也可能隐藏或混淆经济问题。
- 抵销指标。大量的准备金可以抵消当前的医疗和管理费用比率。

标杆数据和非临床绩效指标面临的最大挑战之一是如何选择对组织最有意义的指标。Optum360 公司发布的《年度医院财务和运营指标年鉴》是可以用作标杆数据的财务、运营和绩效指标的优质商业参考。该年鉴的 2017 年版本包含了对 70 多个财务比率和运营指标的评述。

非临床绩效指标的另一个来源是各种关注临床绩效的质量组织。例如，美国卫生服务研究与质量管理局列出了一些可使用的指标。英国国家卫生服务体系发布了一套全面的绩效指标，包括许多服务能力和利用率指标。美国医疗保健研究与质量局和英国国家卫生服务体系都在其网站上详细描述了非临床绩效指标。其他信息来源可参考下文扩展阅读中的内容。

（翻译：谢世堂　一校：茹文臣　二校：韩书婧）

参考文献

第 7 章

临床指标

简单来说，医疗机构可以由一些非临床指标来定义，如服务能力和利用率，以及一些临床指标，如死亡率、再入院率和并发症发生率。事实上，这些广泛的质量指标的适用性取决于医疗机构功能、环境和患者数量。这类问题可以概括为适用性的"度"的问题。

与以内科医疗为主的医院相比，死亡率对于"外科"医院可能是一个更有意义的指标。在一家以分娩为重点的妇产科医院中，死亡率可能较低，在这类医院中，死亡率指标没有比自然分娩严重撕裂伤发生率指标更有意义。类似地，非营利医疗机构通常比营利医疗机构更复杂，更强调反映患者满意度的指标。

由于需要已被认证的针对特定用途的特定临床指标，有数十家组织正在推广临床质量标准（见附录 A），如在美国非常知名的美国医疗保健研究与质量局、美国国家质量保证委员会、老年医疗保险和医疗补助服务中心及美国医疗机构评审联合委员会。此外，英国国家卫生服务体系和澳大利亚维多利亚医疗服务体系也是医疗质量行动的重要力量。

本章概述了医疗机构的主要质量标准，这些标准是临床绩效管理指标的来源，包括由主要医疗服务质量组织制订的指标概览。除了这里讨论的指标来源，鼓励读者查阅文献，了解美国和加拿大主要质量管理组织制订的质量指标相关信息。

7.1 定义说明

由于篇幅限制，本处仅提供指标标题，有时辅以精练的定义。如第 5 章所述，临床指标定义应完整详尽。这里定义的许多指标都是使用基于患者人口学特征和其他超出医疗机构控制范围的影响医疗质量的因素的参考模型进行风险调整。这种调整使指标在各医疗机构之间的比较更有意义。

通常，上述质量组织对指标的调整是能够说明问题的。然而，明显不同的患者人口统计学或临床亚专业可能需要进行局部调整。例如，对于其长期医疗照护机构，美国退伍军人事务部开发了一个患者功能状态下降的模型，作为在医疗质量方面区分机构的调整。这个经验模型包括年龄、评估间隔时间、基线功能状态、终末期疾病、压疮、肺部疾病、癌症、关节炎、充血性心力衰竭、物质相关障碍和神经系统疾病。经过调整，系统内机构的排名发生了变化，以反映风险调整后的结果。第 11 章讨论了可用于调整原始关键绩效指标数据的各种建模方法，如加权平均值。

以下是按来源排列的主要临床质量指标目录。如前所述，在使用指标之前，请参考完整的定义。通常，一个指标比其名称所显示的要复杂得多。附录中提供了有关主要临床指标的更多信息。

7.2 美国医疗保健研究与质量局指标体系

美国医疗保健研究与质量局是美国卫生及公共服务部的卫生服务研究部门。它发布了4个质量指标模块，可作为临床绩效指标的来源：住院质量指标、预防质量指标、患者安全性指标和儿科质量指标。

7.2.1 住院质量指标

住院质量指标（inpatient quality indicator，IQI）反映了医院内部的医疗质量。住院质量指标包括住院患者死亡率，存在过度使用、使用不足或误用问题的操作使用情况，以及有证据表明操作量越大死亡率越低的操作服务量。表7.1列出的住院质量指标的四种类型如下。

- 服务量。
- 住院操作死亡率。
- 住院死亡率。
- 利用率。

表 7.1 美国医疗保健研究与质量局住院质量指标

IQI 01 食管切除手术量

IQI 02 胰腺切除手术量

IQI 04 腹主动脉瘤修复手术量

IQI 05 冠状动脉旁路移植手术量

IQI 06 经皮冠状动脉介入治疗量

IQI 07 颈动脉内膜切除手术量

IQI 08 食管切除死亡率

IQI 09 胰腺切除死亡率

IQI 11 腹主动脉瘤修复死亡率

IQI 12 冠状动脉旁路移植术死亡率

IQI 13 开颅手术死亡率

IQI 14 髋关节置换死亡率

IQI 15 急性心肌梗死死亡率

IQI 16 心力衰竭死亡率

IQI 17 急性卒中死亡率

IQI 18 消化道出血死亡率

IQI 19 髋部骨折死亡率

IQI 20 肺炎死亡率

IQI 21 无并发症剖宫产率

IQI 22 无并发症剖宫产后阴道分娩率

IQI 23 腹腔镜胆囊切除率

IQI 24 老年人意外阑尾切除率

IQI 25 双侧心导管插入手术率

IQI 26 冠状动脉旁路移植率

IQI 27 经皮冠状动脉介入治疗率

IQI 28 子宫切除率

IQI 29 椎板切除或脊柱融合手术率

IQI 30 经皮冠状动脉介入治疗死亡率

IQI 31 颈动脉内膜切除术死亡率

IQI 32 无转移病例的急性心肌梗死死亡率

IQI 33 无并发症的初次剖宫产率

IQI 34 全口径剖宫产后阴道分娩率

IQI 附录 A 异常分娩、早产、胎儿死亡和多胎妊娠诊断代码

资料来源：Inpatient Quality Indicators Overview. qualityindicators.ahrq.gov/Modules/iqi_resources. aspx. Accessed April 16, 2017

　　服务量指标基于这样一个假设，即医院执行更密集、更复杂的操作可能会对这些操作产生更好的结果。住院操作流程死亡率指标包括高死亡率可能与流程执行较差相关的操作。住院死亡率指标包括高死亡率可能与医疗质量缺陷相关的情况。利用率指标用来检查可能被过度使用、使用不足或误用的项目。

　　这些指标值的高或低可能提示医疗服务提供不当或效率低下。与这里讨论的其他指标一样，这些指标只是工具，如果在预设环境中正确使用，可以为决策者提供有意义的数据。

7.2.2 预防质量指标

预防质量指标（prevention quality indicator，PQI）（表7.2）包括门诊医疗需要紧急处理的疾病和住院情况。有证据表明，通过高质量门诊医疗护理可以避免这些情况，或反映出如果早期适当治疗，病情可能会减轻。例如，一些预防质量指标与糖尿病有关，糖尿病是可以通过饮食、运动、药物治疗和下肢护理加以控制的疾病。通过适当的门诊医疗护理，包括患者教育，失控的糖尿病患者住院率应该非常低。

表7.2 美国医疗保健研究与质量局预防质量指标

PQI 01 糖尿病短期并发症住院率

PQI 02 阑尾穿孔住院率

PQI 03 糖尿病长期并发症住院率

PQI 05 老年人慢性阻塞性肺疾病或哮喘的住院率

PQI 07 高血压住院率

PQI 08 心力衰竭住院率

PQI 09 低出生体重率

PQI 10 脱水住院率

PQI 11 细菌性肺炎住院率

PQI 12 尿路感染住院率

PQI 14 未控制糖尿病住院率

PQI 15 年轻人哮喘住院率

PQI 16 糖尿病患者下肢截肢率

PQI 90 预防质量总指数

PQI 91 急症类疾病预防质量

PQI 92 慢性类疾病预防质量

资料来源：Prevention Quality Indicators Overview. qualityindicators.ahrq.gov/Modules/pqi_resources.aspx. Accessed April 17, 2017

7.2.3 患者安全性指标

如表7.3所示，患者安全性指标（patient safety indicator，PSI）主要指接受医疗系统服务导致的潜在可预防的并发症和其他医源性事件，包括可避免的麻醉并发症，如断牙和其他物体的吸入、因疏忽造成的压疮及术后留在体内的手术器械。

表 7.3　美国医疗保健研究与质量局患者安全指标

PSI 02 低死亡率诊断相关分组的死亡率

PSI 03 压疮率

PSI 04 重症外科住院患者死亡率

PSI 05 手术物品或器械遗漏计数

PSI 06 医源性气胸发生率

PSI 07 中心静脉导管相关血流感染率

PSI 08 住院期间跌倒并髋部骨折发生率

PSI 09 围手术期出血或血肿率

PSI 10 术后需要透析的急性肾损伤发生率

PSI 11 术后呼吸衰竭发生率

PSI 12 围手术期肺栓塞或深静脉血栓发生率

PSI 13 术后败血症发生率

PSI 14 术后伤口裂开发生率

PSI 15 未识别的腹盆意外穿刺 / 撕裂发生率

PSI 16 输血反应例数

PSI 17 出生创伤率：新生儿伤害

PSI 18 使用器械阴道分娩的产科创伤发生率

PSI 19 无器械阴道分娩的产科创伤发生率

PSI 21 手术物品或器械遗漏发生率

PSI 22 医源性气胸发生率

资料来源：Patient Safety Indicators Overview. qualityindicators.ahrq.gov/Modules/psi_resources.aspx. Accessed April 16, 2017

7.2.4　儿科质量指标

儿科质量指标（pediatric quality indicator，PDI/NQI）针对儿童，如表 7.4 所示。这些指标反映了一个地区门诊和其他医疗服务的质量。例如，美国医疗保健研究与质量局将儿科哮喘住院率定义为一个地理区域内每 10 万名 18 岁以下（不包括新生儿）的儿童哮喘的住院率。

表 7.4　美国医疗保健研究与质量局儿科质量指标

NQI 01 新生儿医源性气胸发生率

NQI 02 新生儿死亡率

NQI 03 新生儿血流感染率

PDI 01 意外穿刺或撕裂发生率

PDI 02 压疮率

PDI 03 手术物品或器械遗漏计数

PDI 05 医源性气胸发生率

PDI 08 围手术期出血或血肿率

PDI 09 术后呼吸衰竭发生率

PDI 10 术后败血症发生率

PDI 11 术后伤口裂开发生率

PDI 12 中心静脉导管相关血流感染率

PDI 13 输血反应计数

PDI 14 哮喘住院率

PDI 15 糖尿病短期并发症住院率

PDI 16 胃肠炎住院率

PDI 17 阑尾穿孔住院率

PDI 18 尿路感染住院率

PDI 90 总体儿科质量

PDI 91 急救类疾病儿科质量

PDI 92 慢性类疾病儿科质量

PDI 附录 A　手术室程序代码

PDI 附录 C　外科诊断相关分组

PDI 附录 E　内科诊断相关分组

PDI 附录 F　高风险免疫受损状态诊断和手术代码

PDI 附录 G　中等风险免疫损害状态诊断代码

PDI 附录 H　感染诊断代码

PDI 附录 I　初生新生儿、新生儿、正常新生儿的定义

PDI 附录 J　住院患者转院代码

PDI 附录 K　分层

PDI 附录 L　低出生体重类别

PDI 附录 M　癌症

资料来源：Patient Safety Indicators Overview. qualityindicators.ahrq.gov/Modules/pdi_resources.aspx. Accessed April 16, 2017

7.2.5　美国医疗保健研究与质量局国家医疗服务质量和不同人群报告衡量标准

除了住院质量指标、预防质量指标和患者安全性指标之外，美国医疗保健研究与质量局在其年度国家医疗服务质量和差异报告中还依赖各种不同来源的质量衡量标准。各类衡量标准的信息可通过美国医疗保健研究与质量局网站上的图表手册获得。这些图表及其描述的衡量标准包括以下方面。

- 医疗服务的可获得性。
- 患者安全。
- 以个人和家庭为中心的医疗。
- 医疗的协调性。
- 医疗的平价性。
- 健康生活。
- 有效治疗。
- 农村医疗服务。
- 妇女医疗服务。
- 西班牙裔医疗服务。

表 7.5 列出了上述 10 个领域中每一个领域的标准类型，并根据相应的图表手册进行总结。关于每一类别中的实际标准的详细信息，请参见附录 E。

表 7.5 年度美国国家医疗服务质量和差异报告衡量类别

医疗服务的可获得性

健康保险

医疗服务

基础设施

医疗的平价性

医疗服务费用导致的可及性问题

效率低下

补充的医疗费用支付方式

医疗的协调性

转诊

可能避免的急诊救治

医学信息整合

电子健康档案

有效治疗

心血管疾病

癌症

慢性肾病

糖尿病

人类免疫缺陷病毒和获得性免疫缺陷综合征

心理健康和药物滥用

肌肉骨骼疾病

呼吸系统疾病

健康生活

妇幼医疗服务

　获得性

　有效性

　以人为中心的医疗

　医疗协作

　生活方式改变

　临床预防服务

免疫接种

　康复

　支持性和姑息性医疗

　减轻痛苦

　高质量姑息医疗

西班牙裔医疗服务

乳腺癌

结直肠癌

其他癌症

心血管医疗

药物滥用

糖尿病

心理健康

婴儿死亡率和产妇护理

患者安全

医疗相关感染

手术相关事件

疗养院环境

家庭健康环境

流动设置

文化

组织

以个人和家庭为中心的医疗

医患沟通

　医院沟通交流

家庭健康沟通

参与医疗决策

寿命终止

农村医疗服务

医疗服务可及性

患者安全

以个人和家庭为中心的医疗

沟通和医疗协调

预防和治疗导致发病和死亡的主要原因

健康生活

负担能力

妇女医疗服务

医疗服务可及性

患者安全

以个人和家庭为中心的医疗

沟通和医疗协调

预防和治疗导致发病和死亡的主要原因

健康生活

负担能力

资料来源：2014 National Healthcare Quality & Disparities Report Chartbooks. Content last reviewed October 2015. Agency for Healthcare Research and Quality, Rockville, MD. www.ahrq.gov/research/findings/nhqrdr/2014chartbooks/index.html

7.3 美国国家质量检测信息交换所指标体系

由美国医疗保健研究与质量局支持的美国国家质量检测信息交易所（National Quality Measures Clearinghouse，NQMC）提供在线信息，以说明如何选择、应用和解释提交给美国医疗保健研究与质量局的各种质量标准。美国国家质量检测信息交换所网站（www.qualitymeasures.ahrq.gov/browse/mesh tag）支持按域、应用场景、医学主题词标签（Medical Subject Headings tag，MeSH tag）和机构组织的检测数据库。截至 2017 年 4 月，美国国家质量检测信息交换所总共提供了 2296 项检测标准总结，其中 2151 项涉及医疗服务，145 项涉及人口健康。由于质量衡量标准通常在其试图度量的内容上重叠，因此该网站提供了一种在 4 个不同视图中比较和对比衡量标准的方法：测量域、应用场景、医学主题词标签和组织机构。

测量域视图提供了表 7.6 所示类别中的指标。大多数是临床质量测量，其中过程占比最大，其次是患者体验。

表 7.6　美国国家质量检测信息交换所持有指标列表（按测量域索引，按占比排名）

临床质量测量

过程

患者体验

结果

机构的可及性

相关医疗服务测量

医疗服务使用

用户注册

健康状况

成本管理

人群健康质量

人群过程

人群结构

人群结局

人群获得医疗服务的能力

人群就医体验

相关人群健康测量

人群健康状况

医疗服务的人群使用

环境

人口管理

人口成本

　　测量应用场景提供了表 7.7 所示设置中的标准。大多数指标与流动 / 固定场所医疗相关，其次是医院住院。表 7.7 是根据场景应用占比的测量指标数量进行排名。

表 7.7　美国国家质量检测信息交换所部分列表（按测量场景索引，按占比排序）

流动 / 固定场所医疗

医院住院

医院门诊

管理型医疗

流动诊疗 / 影像中心

社区卫生服务

专业护理机构 / 疗养院

急诊科

重症监护室

行为医疗服务

家庭护理

州 / 省公共卫生项目

转诊

辅助生活设施

国家公共卫生项目

救济机构

康复中心

紧急医疗服务

以患者为中心的医疗之家

可住宿照护机构

责任制医疗组织

药物治疗项目 / 中心

辅助服务

医学主题词标签视图使用来自美国国家医学图书馆的疾病状况医学主题标题分类的术语，并提供三大类措施的访问：疾病 / 状况、治疗 / 干预和卫生服务管理。表 7.8 提供了按占比排序的该视图的分类。

表 7.8 美国国家质量检测信息交换所部分列表（按医学主题词索引，按占比排序）

医疗服务

疾病

分析、诊断和治疗的技术设备

学科和职业

精神病学和心理学

人类学、教育学、社会学和社会现象

化学品和药物

信息科学

卫生服务管理

现象和过程

在组织机构视图中，可以按占比组织查看衡量标准。毫不奇怪，提供衡量标准最多的是美国医疗保健研究与质量局，有 117 个质量衡量指标。表 7.9 列出了按措施数量占比排序贡献最多的 10 个组织。完整的组织名单请参见美国医疗保健研究与质量局网站。

表 7.9　美国国家质量检测信息交换所部分列表（按组织机构索引，按措施数量占比排序）

美国临床服务改进研究所

美国医疗保健研究与质量局

老年医疗保险和医疗救助服务中心

美国外科医师学会

美国疾病控制中心

美国州地区流行病学家委员会

美国放射学会

美国医师协会

美国联合委员会

美国神经病学会

7.4　美国国家质量保证委员会指标体系

美国国家质量保证委员会是一个非营利性组织，负责监督管理型医疗和医师组织所提供的医疗服务质量。其认证过程包括医疗服务有效性数据和信息集和患者满意度调查。医疗服务有效性数据和信息集是美国国家质量保证委员会的质量管理工具，用于收集有关卫生服务计划提供的医疗和服务的质量数据，由一组绩效指标组成，这些指标表明健康计划在关键领域的表现如何，如医疗质量、获得医疗的机会，以及成员对健康计划及其医师的满意度。医疗服务有效性数据和信息集要求健康计划以标准化的方式收集数据，以便进行公平有效的比较。2017 年医疗服务有效性数据和信息集规范描述了 5 个医疗领域的 81 项质量衡量标准。表 7.10 概述了这些质量衡量标准。

表 7.10　医疗服务有效性数据和信息集绩效衡量标准：就医经历和健康结局调查
（Experience of Care and Health Outcomes Survey，ECHO）

医疗有效性

精神分裂症患者抗精神病药物的依从性

成人体重指数评估

对坚持用药的患者进行年度监测

抗抑郁药物管理

对咽炎患儿进行适当的检查

上呼吸道感染儿童的适当治疗

阿司匹林的使用和沟通

哮喘药物比

乳腺癌筛查

心血管疾病和精神分裂症患者的心血管监测

老年人护理

宫颈癌筛查

儿童免疫接种状况

女性衣原体筛查

结直肠癌筛查

糖尿病综合护理

高血压控制

糖尿病和精神分裂症患者的糖尿病监测

对使用抗精神病药物的精神分裂症或双相情感障碍患者进行糖尿病筛查

类风湿关节炎的疾病改善性抗风湿药物治疗

跌倒风险管理

18 ～ 64 岁成年人的流感疫苗接种

65 岁及以上成年人的流感疫苗接种

酒精和其他药物依赖者急诊就诊后的随访

精神疾病患者急诊就诊后的随访

精神疾病患者住院后的随访

对服用注意力缺陷多动障碍药物的儿童进行后续护理

青少年免疫接种

儿童铅筛查

老年人尿失禁管理

吸烟和戒烟的医疗援助

老年医疗保险健康结局调查

哮喘患者的药物管理

出院后用药对账

儿童和青少年抗精神病药物代谢监测

不推荐对青少年女性进行宫颈癌筛查

不推荐对老年男性进行前列腺特异性抗原的筛查

骨折过女性的骨质疏松症管理

老年女性骨质疏松症检测

心脏病发作后坚持使用 β 受体阻滞剂治疗

慢性阻塞性肺疾病急性加重的药物治疗管理

老年人的体育活动

老年人肺炎球菌疫苗接种状况

老年人中潜在的有害"药物 - 疾病"相互作用

心血管疾病患者的他汀类药物治疗

糖尿病患者的他汀类药物治疗

老年人使用高危药物的情况

儿童和青少年中同时使用多种抗精神病药物的情况

肺活量测定法在评估和诊断慢性阻塞性肺疾病中的应用

对儿童/青少年的营养和体育活动的体重评估和咨询

访问/可及性

成年人获得预防性/门诊医疗服务的情况

年度牙科就诊

医疗服务供应商和系统的消费者评估健康计划调查 5.0H 成人版

医疗服务供应商和系统的消费者评估健康计划调查 5.0H 儿童版

呼叫应答及时性

患有慢性疾病的儿童

儿童和青少年获得初级医疗的可及性

启动和参与酒精和其他药物依赖的治疗

产前和产后护理

使用抗精神病药物的儿童和青少年的一线心理社会照护的情况

使用率

青少年健康访视

门诊医疗

抗生素使用率

持续产前护理的频率

所选程序的频率

识别酒精和其他药物的服务

普通医院/重症医院的住院患者使用率

心理健康使用率

标准化医疗相关感染率

出生后前 15 个月的健康儿童随访

出生第 3～6 年的健康儿童随访

风险调整后的使用率指标

急诊科使用率

潜在可预防并发症的住院治疗

住院患者使用率

计划全因再入院

相对资源使用

以下人群的相对资源使用

哮喘

心血管疾病

慢性阻塞性肺疾病

糖尿病

高血压

健康计划描述性信息

理事会认证

按产品线注册

按州注册

成员的语言多样性

成员的种族 / 民族多样性

成员总数

注册时妊娠周数

资料来源：The 2017 HEDIS Technical Specifications Manual. www.ncqa.org/hedis–quality–mea surement/hedis-measures/hedis-2017

还有一组针对医师的医疗服务有效性数据和信息集衡量标准。附录 F 提供了 2017 年医师质量衡量标准列表。美国国家质量保证委员会强调，医疗服务有效性数据和信息集衡量标准不是临床指南，也不应作为临床指南使用。

7.5 老年医疗保险和医疗救助服务中心结局和评估信息集

老年医疗保险和医疗救助服务中心结局和评估信息集（Outcomes and Assessment Information Set，OASIS–C2）可用于评估家庭健康服务机构（home health agency，HHA）的质量。老年医疗保险和医疗救助服务中心要求医疗保险认证的家庭健康服务机构收集和传输老年医疗保险和医疗救助报销的所有成年患者的使用结果和评估信息集数据。表 7.11 和表 7.12 分别总结了结局衡量和过程衡量。有关衡量标准的完整描述，包括分子、分母和例外情况，请参见附录 G 和附录 H。此外，家庭健康质量报告和相关衡量手册请参见老年医疗保险和医疗救助服务中心网站。

表 7.11　按测量名称列出的结局和评估信息集汇总

急症医疗住院

出院回社区

急诊科的住院使用

改善行走——运动

改善洗浴

改进床位转移

改善大便失禁

改善意识错乱频率

缓解呼吸困难

改善下半身敷料

改善口服药物的管理

改善影响活动的疼痛

改善手术伤口状况

改善如厕能力

改善上半身敷料

新发或加重的压疮住院患者或患者的百分比

沐浴时的稳定性

床位转移稳定性

梳洗过程中的稳定性

口服药物管理的稳定性

如厕移动的稳定性

如厕卫生的稳定性

资料来源：Home_Health_Outcomes_Measures_Table_OASIS_C2_02_03_17_Final.pdf, downloaded from https://www.cms.gov/Medicare/Quality-Initiatives-Patient-Assessment-Instruments/HomeHealthQualityInits/HHQIQualityMeasures.html

表 7.12　按测量名称列出的结局和评估信息集汇总（过程）

进行抑郁评估

在整个医疗护理期间实施糖尿病足护理和患者 / 护理者健康教育

糖尿病足护理和护理计划中的患者健康教育

在所有护理期间向患者 / 护理人员提供的所有药物的用药教育

对已发现的问题进行药物治疗方案审查并随访

流感免疫接种禁忌

流感季节时提供或拒绝流感疫苗

为当前流感季节接种流感疫苗

对所有能够行走的患者进行多因素跌倒风险评估

肺炎球菌多糖疫苗禁忌

曾经接种过肺炎球菌多糖疫苗

提供和拒绝肺炎球菌多糖疫苗

及时开始医疗护理

资料来源：Home–Health–Process–Measures–Table_OASIS–C2_02_03_17_Final–Revised–1.pdf, downloaded from https://www. cms.gov/Medicare/Quality–Initiatives–Patient–Assessment–Instruments/HomeHealthQualityInits/PBQIProcessMeasures.html

7.6 老年医疗保险和医疗救助服务中心及美国医疗机构评审联合委员会指标体系

2003 年，老年医疗保险和医疗救助服务中心和美国医疗机构评审联合委员会发布了一份联合规范手册，即《国家医院住院患者质量措施规范手册》，目的是使其共同的全国绩效衡量标准保持一致，并共享一套文件。这两个机构的共同指标仅限于 5 个领域：急性心肌梗死、心力衰竭、手术感染预防、肺炎和妊娠。在之后的几年里，该规范手册定期调整表 7.13 所列出的指标。

表 7.13　美国医疗财务管理司和医疗机构认证联合委员会综合国家医院质量衡量标准总表

严重脓毒症和休克

早期治疗管理包——确定在重症脓毒症出现后 3 小时和 6 小时内进行干预

静脉血栓形成

医院获得性潜在可预防的静脉血栓栓塞

急诊科

入院急诊科患者从到达到离开的中位时间——入院急诊科患者从到达到离开的总体比率中位时间 - 报告测量

入院急诊科患者从到达到离开的中位时间——精神科 / 精神健康患者

入院患者从决定时间到急诊科离开时间入院患者——总体比率

入院患者从决定到离开急诊科时间——报告测量入院患者从决定到离开急诊室时间——精神科 / 精神健康患者

免疫

流感免疫接种

物质使用

提供酒精使用短暂干预的酒精使用筛查

酒精使用的短暂干预

出院时提供的酒精和其他药物使用障碍的治疗

出院时酒精和其他药物使用障碍的治疗

酒精和药物使用：出院后评估状态

烟草治疗

烟草使用筛查

提供烟草使用治疗

出院时提供的烟草使用治疗

出院后的状态评估

资料来源: Specifications Manual for National Hospital Inpatient Quality Measures Discharges 01-01-17（1Q17）through 12-31-17（4Q17）

请注意，表 7.13 列出的质量衡量标准的背后是数据字典、分子和分母的详细描述、总体算法、相关 ICD-10（国际疾病分类第 10 版）代码及每个指标使用的例外情况。定期更新的规范手册详细介绍了这些参数和与每种常见衡量标准相关的其他参数。

除了为美国医疗机构制订标准外，美国医疗机构评审联合委员会还以国际医疗卫生机构认证联合委员会的形式参与国际认证。国际医疗卫生机构认证联合委员会为临床实验室、医院、学术医疗中心医院、基层医疗卫生中心、长期护理中心、医疗运输组织和连续医疗服务组织制订标准。与涉及具体指标的美国医疗机构评审联合委员会标准不同，国际医疗卫生机构认证联合委员会标准旨在确保流程实施到位。然而，它没有具体说明这些过程必须包含哪些内容。

7.7 英国国家卫生服务体系

英国国家卫生服务体系通常每月公布一次有关医疗服务在组织层面、国家医疗服务基金托拉斯、国家医疗服务系统基金会信托基金和独立部门组织的绩效统计数据。表 7.14 列举了作为这些文献基础的各种指标。此外，英国国家卫生服务体系在官网上为每项指标提供了系统的、透明的文件。

表 7.14 英国国家卫生服务体系文献出版物

事故和急诊就诊及急诊入院

救护车质量指标

床位可用性和占用率

取消择期手术

癌症患者体验调查

癌症等待时间

综合绩效总结

顾问主导的转诊治疗（referral to treatment，RTT）等待时间

重症监护床位容量和紧急手术取消

延迟转移医疗

痴呆症评估和转诊

牙科服务

诊断成像数据集

诊断检测等待时间和活动

直接访问听力服务等待时间

精神病早期干预的等待时间

扩展全科医师的服务范围

全科医师（general practitioner，GP）患者调查

全科医师患者调查：牙科结果

医院活动

心理健康社区团队活动

混合性别住宿违规

全国患者和工作人员调查

英国国家卫生服务体系 111 最小数据集

英国国家卫生服务体系工作人员调查

整体患者体验评分

患者报告结局测量（patient reported outcome measure，PROM）

静脉血栓栓塞（venous thromboembolism，VTE）风险评估

冬季每日情况报告

资料来源：https://www.england.nhs.uk/statistics/statistical–work–areas

7.8 澳大利亚国家安全和质量健康服务标准

澳大利亚医疗服务安全和质量委员会领导和协调澳大利亚的医疗服务质量。该委员会的产品之一是澳大利亚国家安全和质量健康服务（national safety and quality health service，NSQHS）标准。表 7.15 列出了这些标准涵盖的 10 个领域。与英国国家卫生服务体系标准一样，尽管 NSQHS 标准是基于澳大利亚制定的，但它们也可能适用于美国的绩效管理项目。例如，NSQHS 标准的一个重点是预防和控制感染，但这也是任何医院都面临的普遍挑战。这些标准规范了医护人员在手术前后清洁双手等问题。该标准的 PDF 版全文可通过澳大利亚医疗服务安全和质量委员会网站获取（标准概要见附录 J）。

表 7.15　10 项澳大利亚国家安全和质量健康服务标准一览表

管理

与患者合作

预防和控制感染

用药安全
患者身份和操作匹配
临床交接
血液和血液制品
压力性损伤
急症医疗的临床恶化
预防跌倒

资料来源：Australian Commission on Safety and Quality in Health Care（ACSQHC）. Vital Signs 2013: The State of Safety and Quality in Australian Health Care. Sydney: ACSQHC, 2013

7.9　商业和私营机构开发指标

商业和私营机构是分类或系统开发一套不断发展的临床指标的有用经验借鉴来源。在需要证明有效率运用之前，电子病历供应商开发自己的性能指标库是司空见惯的。使用这些指标的问题通常是即便经过调整的定义也是专有的，通常是不开放审查或修改的。此外，指标有时与特定的数据收集硬件系统挂钩。

如今，主要的电子病历供应商针对明显的质量组织及其标准制定了一套核心指标，例如美国医疗财务管理司、联合委员会的报告要求，当然还包括有效率运用。如第 2 章所述，还有一些私营企业奖项为了彰显高绩效医院建立了自己的标准。特鲁文健康 100 家顶级医院基于 11 个指标（5 个临床指标和 6 个非临床指标）的研究，是最佳例子。

7.10　医学专业团体开发指标

许多医学专业团体都有某种类型的质量或绩效改进项目。例如，美国病理学会和美国放射学会（American College of Radiology，ACR）等专业组织开发了全面的质量标准或指标，可作为科室级临床指标的基础。急诊医学、感染控制到儿科、肿瘤学和心脏病学等其他专业组织，都可以在网上找到这些资源（附录 A）。

7.10.1　美国病理学会

1989 年，美国病理学会推出了 Q-probes，这是一个模块化的质量改进计划，旨在识别和描述解剖病理学和实验室医学中的关键指标。10 年后，美国病理学家学会推出了 Q-Tracks，这是一个自愿参与的计划，要求每季度提交数据，并每年更新一次。对个体指标（如患者腕带错误率）的研究表明，Q-Track 在减少用药差错方面是有效的，错误识别患者是实验室检测医疗差错的主要原因。表 7.16 列出了 2017 年 Q-Track 指标或质量监测的示例。大多数质量跟踪体现多个指标，都集中在临床病理上。有关这些措施和其他措施的全面详细信息可在 www.cap.org 网站上查阅。

表 7.16　Q-Track 测量示例

2017 Q-Track

患者识别准确性——QT1

患者腕带识别错误率（%）

血液制品浪费——QT4

总血耗血率（%）

按血液成分类型划分的损耗率（%）

妇科细胞学结局—QT5

阳性细胞学检查的预测价值（%）

敏感度（%）

筛查 / 解释敏感性（%）

临界值报告——QT10

总临界值报告率（%）

住院临界值报告率（%）

门诊临界值报告率（%）

肌钙蛋白的周转时间——QT15

肌钙蛋白从订单到报告的周转时间中位数（分钟）

肌钙蛋白周转时间符合率（%）

资料来源：American College of Pathologists, www.cap.org

7.10.2　美国放射学会

　　美国放射学会适当性标准旨在作为放射科医师、放射肿瘤学家和转诊医师在放射成像和治疗决策方面的最佳实践指南。截至 2017 年，美国放射学会适宜性标准包括近 250 个临床组别，超过 1000 个变量。每个类别下的标准是临床指标的潜在基础。表 7.17 列出了美国放射学会适当性标准的主要类别。

表 7.17　美国放射学会适宜性标准：主要诊断和介入类别

美国放射学会标准诊断类别

　　乳房

　　心脏

　　胃肠道

　　肌肉骨骼

　　神经学

　　儿科

　　胸部

泌尿科

血管

妇科

美国放射学会国际标准诊断类别

介入放射学

放射肿瘤学的美国放射学会标准

骨

脑

胸

胃肠

妇科

头部和颈部

肺

淋巴瘤

前列腺

资料来源：American College of Radiology, www.acr.org

通过美国放射学会可获得的资源是相当可观的。表 7.17 列出的每个类别包含 10 ～ 30 个主题，每个组别与一个描述评分表、证据表和文献成果相对应。此外，近 250 种变量每一种都可能是广泛的。例如，心脏诊断类别与十几个组别相关，从疑似主动脉夹层到疑似感染性心内膜炎。疑似主动脉夹层与适当的放射学程序、疾病的讨论和对应的影像及 65 篇佐证文献的列表相关联。简而言之，美国放射学会提供了充足的材料，可用于形成绩效指标的来源。

7.11　医疗质量标准机构开发指标

美国、加拿大、英国和澳大利亚的众多医疗质量标准机构都是临床指标的良好来源，只要来源组织与目标组织相似即可。例如，梅奥诊所（www.mayoclinic.org）专注于 3 个领域的质量衡量：结局、过程和患者满意度。结局指标包括死亡率、患者安全性、再入院率和移植质量指标。过程测量领域包括卒中和静脉血栓栓塞。患者满意度指标涵盖住院和门诊区域。

在考量借鉴区域和国家级医疗质量标准机构使用的指标时，组织特征和患者规模的性质与组织的声誉具有同样重要性。通常，在服务了相似患者人口数量的当地医院可以提供对最适用于组织需求的指标的意见。此外，如果不考虑医疗机构层面的特殊性，在科室层面，可能有一些指标可以在当地直接应用。

请参见表 7.18 列出的围手术期服务指标。几乎美国的每个麻醉科室，无论规模、患者人口学特征、营利或非营利，都必须处理取消预约病例、手术延误和手术室周转时间。可能存在局部差异，如手术时间表管理，但表 7.18 列出的大多数指标可以应用于美国医院。挑战在于准确定义每个指标，然后确定如何准确及时地抓取和管理数据。在这方面，通常值得对具有类似基础设施和预算的医院进行实地考察，调查信息技术部门如何支持医院的绩效管理项目。

表 7.18　围手术期服务指标

手术间排期利用率
取消率和计数
当日的第一个病例开始时间
"日间"手术后入院
库存利用率
每位麻醉医师的手术室小时数
患者到达麻醉后护理室时的体温
供应和设备利用
手术延误
手术计划管理
周转时间
意外入院重症监护室
手术后意外再入院情况
使用率

资料来源：Michael Bailin, MD, Chief of Anesthesia, Tenet Healthcare Group

7.12　深度思考

需要我们注意的是，在考量上述临床绩效指标的来源时，它们可能与特定医疗机构的需求保持一致，也可能不一致。更重要的是，构成科室或医疗机构的"最佳"指标可能会每年都发生变化。上述列出的每一组指标自采用以来都进行了修订，已经删除了一些指标，又添加了另一些指标。变化的原因主要包括以下几点。

- 计划欠佳。最初指标的选择与自身情况结合不紧密，没考虑自身的针对性和有效性。
- 患者人口学特征发生变化。
- 管理重点发生变化。

在制订自动收集绩效指标数据计划时，审定者应做好数据流修改的准备，这样只需很少或根本不需要重新设计信息技术基础设施即可满足未来的指标数据收集和报告需求。

（翻译：谢世堂　赵　彬　一校：卢　璐　二校：韩书婧）

参考文献

第 8 章

标杆数据

标杆数据是医疗机构用来验证是否开展了最佳实践的目标参考值。也就是说，目标不是要达到标杆数据，而是采取必要的改进措施，从而开展反映标杆数据的最佳实践。因此，应该考虑与一个机构情况相关的标杆数据，而不是仅仅根据国家或区域指标确定。

可以借鉴梅奥诊所管理层确定标杆数据的过程。梅奥诊所管理层首先从已发表的文章中收集同领域学术医疗机构制订的指标数据，包括阿利纳健康集团（Allina Health Systems）、美国凯萨医疗集团（Kaiser Permanente）、亨利福特医疗集团（Henry Ford Health Systems）、西北医疗集团（Group Health Northwest）、英国哈里医疗中心（Lahey Hitchcock Clinic）。梅奥诊所管理层还委托一家医疗研究和咨询公司研究其他领先的医疗学术中心使用的指标和测量系统。此外，梅奥诊所管理层并没有将其研究局限于医疗健康领域，而是研究了许多有关绩效管理系统的文献，这些绩效管理系统由商学院学者设计，并在多个行业的领先企业中使用。在搜索相关标杆数据时，读者也可以参考这种方法。

8.1 数据资源

一些评级和财务管理机构收集并发布标杆数据，帮助外部比较绩效指标。这样的机构包括以下几个。

- 美国医院目录（www.ahd.com）。
- 数据优势集团（www.dag.com）。
- 惠誉国际评级（www.fitchratings.com）。
- 医疗服务财务管理协会（www.hfma.org）。
- 美国麦克森公司（www.mckesson.com）。
- 穆迪评级（www.moodys.com）。
- 标准普尔（www.standardandpoors.com）。
- 特鲁文健康分析公司（100tophospitals.com）。

上述每个机构都有不同的侧重，有的侧重于医疗健康机构投资，有的侧重于评价医疗健康服务质量。

大多数标杆数据测试和评估机构需要付费才能获得其最新数据。例如，美国医院协会

（www.aha.org）是一个经常被引用的会员制机构，可以为订阅用户提供标杆数据。老年医疗保险和医疗补助服务中心发布的医疗保险费用报告收录了美国医院的原始数据，并且可以免费获得（www.cms.gov/research–statistics–data–and–systems/downloadable–public–use–files/cost–reports/）。

8.2 美国医院目录

商业版的美国医院目录（American Hospital Directory，AHD）提供了7000多家医院的在线信息，这些信息是基于公共数据来源汇编形成的，如医疗保险索赔、医院费用报告、医院间比较、老年医疗保险和医疗补助服务中心数据。这些信息还有一些特定的来源，如联合委员会的认证状态，美国医学会（American Medical Association，AMA）的教学状态及医疗机构认证状态。美国医院目录根据为各个医院编制的指标发布了6份报告，包括财务、住院服务利用率和门诊服务利用率报告。

由于美国医院目录报告的这些指标值是基于大量医院样本数据的，因此它们可以作为现成的标杆数据。美国医院目录官网（www.ahd.com）提供了免费的医院简介，基本上可以为给定规模和患者负荷的医院提供标杆数据。例如，美国医院目录报告根据机构类型、总住院床位数、总患者住院天数、总出院量和收入总额对医院进行排序。通过这些参数，很容易确定可比较的医院，并就其临床和财务指标进行比较。

表8.1列出了美国医院目录10个维度中的常用指标。

表 8.1 美国医院目录报告指标

特征

机构类型

住院床位数

收入总额

总出院量

患者住院总天数

绩效总分—质量得分

患者满意度

临床服务

各科室提供的服务

联合委员会认证

认证状态

创伤治疗认证项目

美国外科医师协会创伤验证计划委员会

教学情况

参考美国医学会和医学院协会

医疗服务的住院利用率

平均住院时间

平均费用

医疗保险组合

住院患者来源

按邮政编码划分

按支付方式分类的门诊服务使用情况

门诊支付分类编号

患者索赔数量

平均费用

平均成本

病床使用和患者住院天数的标准数

常规指标

特殊医疗

护理

住院总数

财务统计

收入总额

非医疗收入

总收入

净收入 / 亏损

资料来源：美国医院目录（www.ahd.com）

8.3　医疗服务财务管理协会

医疗服务财务管理协会（Healthcare Financial Management Association，HFMA）开发了 MapKeys，即一些关键绩效指标，用于跟踪医院和医师诊疗行为的收入周期绩效。这类关键绩效指标侧重于患者就诊、预付费、索赔、账户结算和财务管理。医师诊疗行为的关键绩效指标主要包括患者就诊、收入稽核、索赔裁决及其相关管理。

表 8.2 提供了与医院账户结算和财务管理相关的部分关键绩效指标。每个指标都与目的、价值、公平、数据来源及需校正之处相关联，如要从指标中排除的患者或情况。

表 8.2　用于医院账户结算和财务管理的医疗服务财务管理协会关键绩效指标示例

账户结算的关键绩效指标

逾期应收账款占账单总额的百分比

拒付率

无法核销

坏账

慈善支出

贷方余额的付款周期

财务管理的关键绩效指标

应收账款净天数

现金收款占患者净收入的百分比

无保险折扣

无偿护理

病例组合指数

代收费用

资料来源：www.hfma.org/MAP/MapKeys（2017 年 4 月 23 日）

尽管指标可以作为行业规范的标杆数据，但是它们可能无法反映实际情况。例如，尽管福利待遇占总薪酬的 30% 可能超过了国家标准，但这可能反映了护士短缺的情况。又例如，在美国东北部地区，由于缺乏合格的护理人员，许多护士可以获得的收入达六位数。

8.4　质量安全

提高安全性是医疗健康领域绩效管理的主要目标之一。正如医学研究所强调的，医疗差错是现代医疗实践活动中的常见组成部分——每年美国有近 10 万人死于可避免的医疗事故，如用药差错、剂量错误和手术操作失误。更重要的是，降低医疗差错事件的数量、减轻其严重程度并非易事。不仅医师们抵制变革，医疗系统的经济状况也不鼓励更多的投入用于减少医疗差错。

有一种错误的看法，认为医疗差错仅出现在乡村医院，这些医院的工作人员学术水平通常较低。然而实际上，医疗差错在每个医疗机构中都普遍存在。以美国联盟医疗体系为例，它包括著名的哈佛教学医院和一些附属诊所。在日均门诊量达 15 000 人次的惊人负荷中，1.4% 的患者是由于严重危及生命的药物相互作用前来就诊的，4% 的患者是由于用药差错——错误的药物种类或错误的剂量——归因于难以辨认的书面处方，9% 的患者是由于医疗差错引发的药物并发症。

用药差错率看似很高的一个原因是，美国联盟医疗体系附属医院的患者通常比去不太知名的医院就诊的患者病情更严重，并且常服用多种药物。然而，随着美国老龄化的加剧，多种药物治疗正成为全国性的常态。根据医学研究所的数据，到 21 世纪末，80% 的医疗支出将用于诊治与人口老龄化相关的慢性疾病，从糖尿病、阿尔茨海默病、高血压到骨质疏松症。

8.4.1 跃蛙集团

跃蛙集团（www.leapfroggroup.org）是一个由提供医疗福利的公立和私立机构组成的联盟。其志愿计划的创建是为了动员雇主改善质量安全。跃蛙集团专注于 4 项医院质量和安全措施：信息化的医嘱录入、以循证为基础的医院转诊、重症监护室（intensive care unit，ICU）的医师人员配置、"跃蛙"质量指数（leapfrog quality index）。

8.5 深度思考

标杆数据对于衡量一个组织相较于最佳实践的表现非常有用。使用标杆数据的负面影响在于可能会导致自满。标杆数据应被视为最低标准，达到标杆数据对于医疗实践不一定代表着足够好。例如，一个病理实验室可能是经美国病理学会认证的，其急诊样本周转时间也在可接受的范围内，但是当地对该实验室的评价可能是其样本周转时间过长。对标杆数据的自满也会导致对患者的护理不善。再例如，根据信息技术领导中心（Center for Information Technology Leadership，CITL）的报告，平均每个门诊医师每年会导致 38 起药品不良事件，其中 14 起是可以预防的，2 起是可能致命的。在这种情况下，尽管已经达到了标杆数据的要求，但是医师的总体表现却是不够的。

只关注标杆数据而忽视客观数据，就像一个只达到及格分数的目标，仅此而已。从这个角度来看，绑定标杆数据可能会阻碍发展新的或改进现有的程序和方法来提高绩效。在条件允许的情况下，最好将目标设置得比既定标杆数据高出一个或多个标准差。

盲目地遵循标杆数据会使决策者忽视重大问题。例如，在糖尿病门诊中，90% 的糖尿病患者每 6 个月复查一次糖化血红蛋白（HbA1c）。如果其数值与国家标杆数据相当，诊所的负责人可能会关注其他一些低于国家标杆数据的绩效指标。然而，其余 10% 的患者就会面对同一个不重视糖化血红蛋白检查的医师。对主责医师提供培训、奖励措施，甚至是惩罚措施，可能会使诊所接近完全达标——明显优于国家或单位内部的标杆数据。在这个例子中，适度投入精力和时间的回报是显著的，尤其是从患者的角度来看。正如励志演讲者厄尔·南丁格尔所说的那样："如果总是扮演跟随先者的角色，你将永远只是第二名"。

（翻译：韩书婧　一校：卢　璐　二校：茹文臣）

参考文献

第 9 章

分析反馈

当人们能够快速理解关键绩效指标数据的含义并将其应用于决策制订中时，其价值才能得到最大程度的体现。从这个角度看，报告至少与定义关键绩效指标及创建从各种数据源提取和转换数据所需的信息技术基础设施具有同样重要的作用。本章提供了与生成有意义的报告所有相关的全部流程和要素。

9.1 报告内容设计

报告的完成包括使用 ETL（提取、转换和加载）工具链接到不同的数据库，使用数据集市开发数据仓库，以及将通用智能图表前端集成到系统中这个复杂的过程，其中最重要的是报告指标值。除了常见的信息技术问题，处理来自多个平台的各种格式的碎片化和分布式数据，实现《健康保险携带和责任法案》的合规性，以及报告类型、频率和响应时间也是关键变量。

如图 9.1 所示，绩效管理中最常用的报告类型是预定义的自组织查询，统计分析，以及下钻式报告或多维度报告。自组织查询通常是指一种数据挖掘形式，需要一个允许用户自定义的通用智能工具集。除非系统架构针对挖掘进行优化，否则及时进行自组织查询的信息技术基础架构负担可能会很大。通过使用多维数据集和其他数据管理技术，可以减轻预定义报告的局限性或负担。

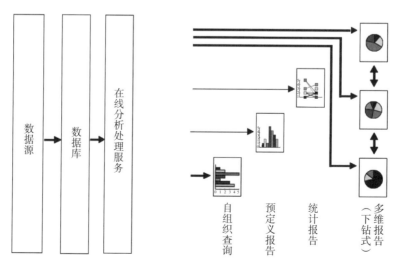

图 9.1　关键绩效指标报告类型：预定义报告、自组织查询、统计报告、多维报告（下钻式）

图 9.1 中的示例假设了不同的数据源、数据库和在线分析处理（online analytical processing，OLAP）服务器提供关键绩效指标数据和报告生成机制。

统计报告是关键绩效指标数据的统计摘要，通常使用专门的统计报告软件，这些软件超出了一般报告软件的统计功能。统计报告可以是临时的，也可以是预定义的。此外，所有统计报告都可以进行批量处理，并将输出结果发送到打印机或计算机屏幕上。

相比之下，下钻式报告，即分层链接的报告，其中的支持数据可以通过摘要报告访问，仅限于实时屏幕报告。只需点击鼠标，决策者就可以访问汇总数据，如一家医院全院的死亡率，并深入了解各科室的死亡率数据。下钻式报告通常以组合图表的形式突出显示系统的响应时间限制。决策执行者不愿等待几秒钟才看到所需求的关键绩效指标数据。

在构架系统时，最需要关注的点之一是报告频率。在较小的医疗机构，每月报告可能已经足够。然而，在大型、繁忙的医疗机构，可能需要每日、每周、每 2 周和每月报告。大型和小型机构可能都需要季度和年度报告。

为适应特定科室或服务主管的具体权责而设计的特定报告，需要的频率通常最高。例如，外科主任可能需要每周甚至每日的报告，详细说明手术室的周转时间和并发症发生率。用于医院管理的定期有限报告，一般需求的频率较低，可能需要每月对各科室的综合数据进行总结。定期综合报告是整个组织活动的执行摘要，如利润、现金流和占用率，通常需要每季度或每半年生成一次。季度、月度，甚至是每周的报告可能对信息技术基础设施的要求都很小。然而，如果必须每日报告大量的关键绩效指标，那么调整所谓数据集市与基础设施的其他元素就会变得越来越重要。

9.2 报告内容集成

尽管解决诸如响应时间和硬件要求等问题是每个成功的信息技术部门的核心竞争力的一部分，但涉及通用智能工具时，急于开发可视化报告通常是欠妥当的。设计图形显示，特别是设计一组图表或驾驶舱，本身就是一门专业。一个好的图表或驾驶舱设计应该反映最终用户对组织的看法及他们提出的问题类型。在不了解以数据为支撑的临床和业务决策的情况下，简单地指派信息技术部门的工作人员在屏幕上绘制色彩丰富、排列对称的图表是不明智的。请参阅图 9.2，了解原著者为利雅得费萨尔国王专科医院和研究中心（King Faisal Specialist Hospital and Research Centre，KFSH&RC）的绩效管理项目开发的驾驶舱。

驾驶舱是一种流行的绩效管理报告形式。如果设计得当，驾驶舱可以在一个统一的、易于理解的视图中展示大量的关键指标，这个关键指标通常是整个指标体系。在某种程度上，驾驶舱反映了图 9.1 所示的后台操作流程。

整合绩效指标体系的后台数据并不需要贯穿整个组织或应用程序组合就可起效。例如，休斯敦的圣卢克圣公会卫生系统（St. Luke's Episcopal Health System）最初通过开发一个金融门户整合其财务数据，通过该门户可以从其所有的财务应用程序中导入财务数据。决策者可以反过来通过财务驾驶舱将员工流动率、患者等待时间、供给费用与其他财务数据进行交互。

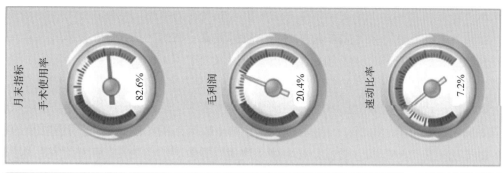

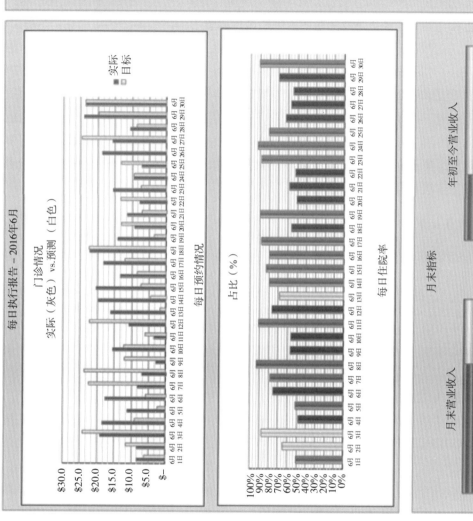

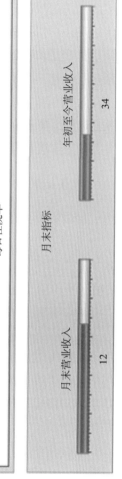

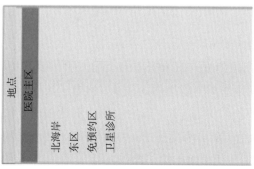

图 9.2　显示绩效措施指标体系的驾驶舱

最有用的驾驶舱并不是简单地显示指标值，而是作为数据的双向用户界面。这些所谓的"分析驾驶舱"允许向下钻取和横向查询指标数据。在这方面，向下钻取挖掘是一种获取更精准、细节数据的方法。例如，决策者可以深入了解机构总体的死亡率数据，并按科室或医师查看死亡率。横向查询可以根据医师手术的死亡率查看医师的手术数量。

就像飞机或汽车的驾驶舱一样，驾驶舱上图表的类型、大小和位置都应该进行仔细规划，以满足决策者的需求。因此，一个专业的信息架构师可能会极大地推动绩效管理项目的成功。最好的方法是培养内部的驾驶舱设计专家，因为驾驶舱必然会随着时间而变化。这样在没有第三方参与的情况下，可以随时对驾驶舱进行调整。

即使没有界面专家的帮助，也可以通过在智能工具中使用支持决策者分析需求的图表来促进决策者对驾驶舱的接受程度。例如，对于识别流程中非随机误差的潜在来源，饼状图几乎没有价值，而流程图更合适。这就产生了一个时间问题。如果在定义关键绩效指标和最佳报告格式之前就选择了通用智能报告套件，那么该软件套件有可能是不合适的。因为大多数通用智能报告套件都专注于一般的商业环境，所以报告可能不适用于医疗机构中的所有专用绩效指标。因此，在确定智能解决方案之前，最好能了解各种医疗决策者可能需要的图表和统计分析类型。

9.3 制图指南

智能报告的大部分机构活动都可以集中显示在图表上，从简单的折线图到复杂的控制图和蛛网图不等。尽管五颜六色的三维图表可以制作引人注目的广告，甚至能在向决策者展示医疗关键绩效指标信息方面也占有一席之地，但是并不能消除对传统表格式报告的需求。不是每个人都对图形感到满意，而且图形也不一定是呈现数据的最佳方式。一个拥有数十年阅读财务报表经验的会计师也许能够一目了然地评估一个部门的财务状况，而无须深入了解层层叠叠的图表或不断参考图表上的坐标轴来确定准确的货币价值。也就是说，有时图形缺失了表格式数据的分辨率。

对于许多决策者来说，图形可以提供额外的关于趋势的信息，而这些信息在表格报告中可能并不明显，特别是与不稳定病情相关的临床现象。因此，绩效管理系统的报告功能应包括传统的表格和图形格式，两者的使用率由终端用户的偏好和分析需求决定。

如软件功能允许，表格数据和图形图表可以结合在一个报告中，以满足所有用户的偏好。例如，当决策者访问基于网络的指标报告时，初始视图可以显示整个组织的总体数据。该视图中的数据可以以指标值列表的形式呈现。通过点击特定指标，决策者可以深入了解过去3年特定区域的数据，这些数据以直方图和源数据列表的形式显示。通过点击特定区域的图形，决策者可以继续深入查询控制图和该指标的源数据。

直方图和控制图是绩效管理中使用的两种主要图表类型。表9.1列出了其他图表类型及其支持的统计分析功能。例如，箱线图和比较图可用于比较数据集，如比较两家医院的出院率。按年龄划分的患者直方图可以揭示患者的分布是正态的（中心峰）、双峰的（两个独立的峰）还是偏态的（左偏态或右偏态）。共线图有助于识别趋势。

表 9.1 图表类型及其支持的统计分析功能

图表类型	支持的统计分析功能
箱线图	比较数据集，包括标化分析
控制图和运行图	确定变化是否具有统计学意义
直方图	揭示变量的分布
线形图	确定趋势变化
排列图	确认问题的原因
绩效矩阵	将优先级和绩效相结合
雷达图	同时查看多个变量
散点图	判断两个变量之间的相关性
分层图	将组件数据可视化

  每种图表类型在效用或适用方式上存在重叠和程度差异。此外，每种类型的图表都有缺点。如运行图（图 9.3A）和一种控制图（图 9.3B），两者都可用于确定变异性是归因于共同原因（随机）还是统计学意义上显著的特殊原因（非随机）变异。运行图没有控制图复杂，因此更有可能在通用智能报告包中显示，但是运行图对随机变异的敏感度较低。这两种图表类型都需要相当长一段时间的数据点才能发挥作用。此外，这两类图表可以突出时间序列中变化的共同原因。

  与运行图相关的统计分析只是简单地从图表中显示的数据点计算出中位线。即便如此，解释运行图规则的是图表上数据点数量的函数。对于 10 个点的数据，只有当中位线的一侧有 5 个连续的数据点（游程长度），才会认为变化具有统计学意义。如果数据点的数量增加到 20 个，则最大游程长度为 7 个。

  更为复杂的控制图包括基于中心线正负三个标准差的控制限制。与运行图一样，也有一些方法，包括最大运行长度，用于确定观察到的变化是否具有统计学意义。控制图可以被认为是一种图形化的统计分析工具。决策者不需要处理平方根和方程，只需注意相对于平均值和 3 个标准差限制的数据分布模式。正如不同类型的数据有不同的数理统计运算一样，控制图有 7 种类型，类似于图 9.3 中的控制图，但是不同类型的数据需要不同的分析阐释方法。

  在为数据、分析类型和通用智能报告软件局限性之间的最佳匹配选择各种图表类型时，首先要考虑的是培训终端用户。尽管一个特定用户或一类用户可能只会用到三四种图表类型，但在组织范围内，可能有十几种图表类型在使用。因此，必须培训终端用户解读支持统计分析功能的图表范围。此外，对于特定的用户或指标，最合适的图表可能会随着时间的推移而变化。例如，功能更强大的控制图和运行图可能在数据收集一年后才会适用于驾驶舱。在有足够的数据点支持运行图或控制图之前，可以使用简单的折线图。

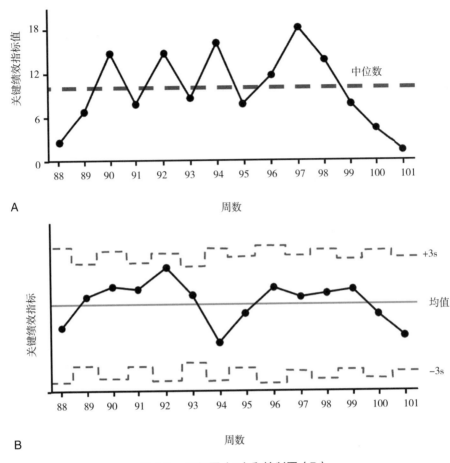

图 9.3　运行图（A）和控制图（B）

还有许多有关图表和绩效管理的优秀出版物。其他参考资料参见参考文献部分。

9.4　图表软件

可以使用微软 Excel 中的内置图形和 SPSS 等统计分析软件包创建信息图表和驾驶舱。然而，除了小型的部门级绩效指标体系报告项目以外，基于个人计算机的表格数据图形化呈现通常也不适用于整个机构的绩效管理分析报告。表 9.2 列出了一些图形报告生成工具或工具包，可用于帮助决策者分析绩效指标体系数据。产品范围从基于个人计算机的独立系统到基于云端的企业级解决方案。企业级软件包（表 9.2）将数据挖掘和数据整合与报告生成相结合。

表 9.2 图形报告生成软件

软件	公司和官网	备注
OpenViz Data Visualization API	Advanced Visual Systems, Inc, www.avs.com	数据可视化工具包
Crystal Enterprise （Crystal Reports）	SAP, www.sap.com	用于在其他系统中集成报表的工具包
Cognos Analytics	IBM Cognos, www.ibm.com	企业级解决方案
Rocket HyperVu	Rocket Software, www.rocketsoftware.com	企业级报告系统
eRoom	Dell EMC, www.dellemc.com	企业级工具套件
Oracle Hyperion Performance Scorecard, PeopleSoft and Siebel	Oracle, www.oracle.com	收购的产品范围广泛
SAP Dashboard Design	SAP, www.sap.com	此前为 Crystal Xcelsius 公司
Informatica Information Platform	Informatica, www.informatica.com	数据集成套件中的企业级解决方案
Omni-HealthData Insights, WebFocus	Information Builders, www.informationbuilders.com	与信息构建套件集成在一起
Logi	Logi Analytics, www.logianalytics.com	基于服务器的开发工具包
Microsoft Power BI	Microsoft, www.microsoft.com	完整的通用智能平台
PerformancePoint Services in SharePoint Server 2013	Microsoft, www.microsoft.com	基于服务器的业务绩效管理计分卡应用程序
MicroStrategy 10	MicroStrategy, Inc., www.microstrategy.com	针对医疗机构特定的解决方案
Netsuite 10.0	Netsuite, www.netsuite.com	基于云平台管理的
Easy Charts	Object Planet, www.objectplanet.com	用于图表构建的工具包
Showcase Reporting Solution	SPSS, www.spss.com	综合统计分析；工具套件中的一个组件
NetCharts Reporting Suite	Visual Mining, www.visualmining.com	基于服务器的工具包，可用于扩展现有的报告系统
IBM Watson Analytics	IBM, www.ibm.com	分析预测和数据可视化
Tableau Desktop	Tableau, www.Tableau.com	支持拖放操作
Looker	Looker, www.looker.com	以医疗服务为目标的产品
	Domo, www.domo.com	多用户平台
Qlik Sense Enterprise Server	Qlik, www.qlik.com	易于使用的报告工具集
Zoho Reports	Zoho, www.zoho.com	免费试用

9.5　平衡计分卡

关键绩效指标很少单独使用，而是组合在计分卡或表格中，列出各种指标值，即平衡计分卡（balanced scorecard，BSC）。通常，这些列表按部门、服务或组织决策者感兴趣的领域排列。当指标体系涵盖了广泛的部门或领域时，用平衡计分卡的形式，意味着这些指标代表了组织的各个方面，而不是单一的领域或范畴。

然而，正如卡普兰和诺顿在其开创性文章《平衡计分卡——驱动绩效措施》（*The Balanced Scorecard—Measures that Drive Performance*）中所定义的那样，平衡计分卡不仅仅是一种将通用指标分为四组绩效指标驾驶舱，而是一种战略性的绩效管理方法，将战略转化为组织各个层面的行动。遵循平衡计分卡战略，需要从财务、客户、内部业务流程、员工学习和成长这四个平衡的象限中仔细选择绩效指标（图9.4）。图9.4将最初的平衡计分卡驱动因素与医疗绩效指标进行匹配。

按照卡普兰和诺顿的定义，创建平衡计分卡的过程始于愿景，然后从四个象限进行利益相关者分析。这样可以识别成功的关键因素，进而确定关键的衡量标准或关键绩效指标。就这一点而言，平衡计分卡是一种流程再造的方式。

最初的平衡计分卡象限是为企业设计的，但是它们可以很容易地应用到与医疗机构相关的指标上（表9.3）。例如，财务象限考察了组织对股东和利益相关者的态度。在企业中，这可以转化为投资回报率和净收入等指标。在医疗领域，财务象限的相关指标包括住院/门诊收入组合、住院率、平均住院时间、次均调整出院成本及手术患者收入占比的优惠程度。

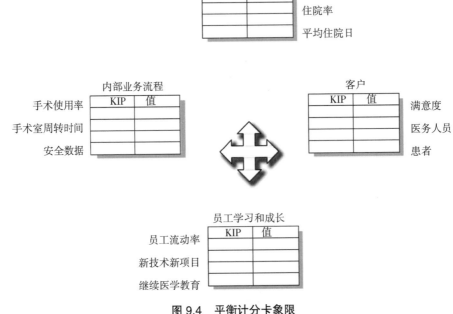

图9.4　平衡计分卡象限

表 9.3　在知名医疗机构中使用的平衡计分卡象限（与卡普兰和诺顿定义的原始象限进行对比）

策略	Q1	Q2	Q3	Q4
卡普兰和诺顿	财务	客户	内部业务流程	员工学习和成长
杜克医学中心	成本	患者满意度	功能健康状况	培训与科研
亨利·福特健康服务	低成本供应商	客户满意度	成长空间	系统整合
约翰斯·霍普金斯医院	财务目标	患者满意度	临床结局	科研与教学
新西兰卫生与公众服务部	财务	患者与质量控制	执行情况与效率	组织健康与学习
安大略省医院协会	财务业绩及状况	患者满意度	临床应用和结局	系统整合与变革

资料来源：杜克医学中心、亨利·福特健康服务、约翰斯·霍普金斯医院、新西兰卫生与公众服务部、安大略省医院协会

创新／学习维度最初使用的是员工满意度、激励和授权指标。在医疗领域，这一维度包括员工流动、新服务和产品的研发、继续医学教育和其他培训的可及性及晋升机会等指标。例如，在梅奥诊所，创新／学习指标包括发表的同行评议论文的数量、学术报告的数量、国家卫生研究院（National Institutes of Health，NIH）和行业资助的经费额度，以及在治疗和药物方面的突破性成就。

根据最初平衡计分卡设计的定义，内部衡量维度旨在量化组织在关键内部运营过程中的执行情况。商业领域使用的指标包括周期时间、安全等级和准时交付百分比等。医疗服务领域的平行指标包括手术能力利用率和日均人口的全职标准工时。平衡内部维度的是客户维度，其重点关注的是组织如何满足客户的需求。在医疗服务领域，这个维度通常关注主要利益相关者，即患者、医保和医务人员。

医疗服务领域常见的平衡计分卡驱动因素或维度包括社区健康促进、设施质量、形象和声誉、信息和决策支持、市场份额、运营效率、患者和家庭满意度、患者结局、医师结果和医师满意度。根据平衡计分卡最初的定义，改变原始象限的名称不仅会改变每个象限所使用的指标，还会重新定义医疗机构的战略。表 9.3 列出的机构是否遵循以平衡计分卡为核心的管理策略，或只是以平衡的方式对其指标进行分组，对此见仁见智，只是程度不同。

就像平衡计分卡四个维度的名称可以重新命名一样，维度的数量也可以按需改变。虽然它不能直接映射到最初的平衡计分卡模型上，但试图在 3 个、5 个甚至 6 个维度中平衡组织的绩效管理策略也同样有效。

以英国卫生部制定的绩效评估框架为例，该框架旨在衡量英国国内每家医院的公信力，最初包括 6 个绩效维度：人民健康状况的改善、各种医疗服务的公平可及性、有效护理的提供、效率、患者及其护理人员的经验，以及健康结局。同样，2003 年在巴塞罗那举行的世界卫生组织研讨会确定了医院绩效的 6 个维度：临床有效性、以患者为中心、效率、安全、员工和政策响应情况。

即使是基本的"平面"象限结构也可以修改，从而突出显示重点区域的层次结构。例如，平衡计分卡可以重新排列成金字塔结构，客户域位于顶部。这种"不平衡"的安排反映了医疗机构对患者的优先考虑。

正如《1999 年多伦多大学医院报告：安大略急症护理医院平衡计分卡》（*Hospital Report '99：A Balanced Scorecard for Ontario Acute Care Hospital*）所述，安大略省医院协会在医疗领域开展了第一项重要的平衡计分卡工作。根据该报告，该工作更像是在创建一种综合计分卡，而不是被定义为一个管理战略。尽管如此，平衡计分卡由 39 个指标组成，排列在传统的四个象限中。根据安大略省医院协会的说法，平衡计分卡由 10 个临床使用和结局指标、5 个财务绩效和状况指标、12 个关注患者满意度的指标和 7 个涉及系统整合和变革的指标组成。

临床使用和结局指标包括急性心肌梗死、哮喘、胃肠道出血、心力衰竭、社区获得性肺炎和卒中。财务绩效和状况指标包括财务可行性、效率、流动性、资本和人力资源质量。从患者满意度的维度来看，指标包括整体和过程质量、入院情况及诊疗、医师和后勤人员服务质量指标。系统整合和变革指标反映了 3 个一般领域：更多地使用信息来改善服务，更好的内部护理协调以改善结局，以及医院与社区服务的高度融合。其他三个象限指标的制订是以其他机构使用的指标为基础的，而系统整合和变革的大部分指标是专门为平衡计分卡项目制订的。

重症、急救护、精神卫生机构的平衡计分卡共通的 3 个重点领域是临床、患者、服务量和服务能力。初级医疗托拉斯的平衡计分卡专注于获得优质服务、改善健康和提供服务的能力。

9.6 深度思考

除了以用户为导向的报告之外，绩效指标体系还可以用作自动预警、预测建模或预报。自动预警机制使用预定义的绩效指标体系触发值来决定何时向适当的决策者发送电子邮件、短信或其他形式的预警。例如，触发信息包括住院率超标，低于特定天数的库存现金天数，以及超过预定小时数的手术室周转时间。

最先进的报告形式是预测建模。例如，威廉 – 博蒙特医院（William Beaumont Hospital）使用的系统，该系统包括一家大型三级医院，一家小型社区医院，以及一些非医院设施。该医院的管理工程小组开发了一个模型来预测 3 日内护理单元的入住率。该预测模型的目的是为参与人员配置、出院计划和患者安置的决策者提供有关医院在未来 72 小时内可能出现繁忙程度的信息。该模型在 24 小时预测的准确率为 85%。

（翻译：韩书婧　一校：茹文臣　二校：卢　璐）

参考文献

第 10 章

把握行为改变的方法和技巧

一般情况下,管理就是让人们做他想要和需要他们做的事情。这也适用于绩效管理项目,改变的障碍来自不同的政治环境、文化环境和社会偏好。如何将不同部门和部门内部多个管理小组聚集在一起,并建立共同的绩效考核指标,这是绩效管理会遇到的首要难题。当这一难题被解决,第二个难题是如何激励或诱导临床医师能够按照绩效管理的规范,进行额外的数据收集和文档整理工作。然后,绩效管理者需要努力说服决策者真正的使用这些新信息,对医院、医务人员等进行管理。另外,还需要对医院内部信息技术人员进行绩效管理信息系统的培训,这样就可以脱离外部供应商自主进行绩效管理项目。

理解并促进行为改变的方法有很多。在绩效管理的推进中,通常会有 10% 的员工固执己见,拒绝进行任何改变;另外还有 10% 的员工会比你更热衷于带来改变,他们会非常积极的宣传、推动这种改变;如果你提供有诱惑力的激励措施,并运用高超的领导力,那剩下 80% 的员工都会加入到绩效管理项目。然而,这种对绩效管理项目和参与者行为改变的简单化归类和描述,并不能为那些希望尽可能快速和有效实现绩效管理项目的管理者提供更好、更有效率的绩效管理路径。例如,它不支持培训。不支持如何及何时以最佳方式激励行为改变,但支持评估项目的长期投资回报。

本章的重点是原著者在绩效管理实践中成功使用的一个路线图,它是阶段变化模型的修改版本,也称为跨理论模型。此外,本章还介绍了激励计划和培训在绩效管理中的作用。当您通读这一章的时候,请记住,我们的目标不是为了教您怎么用精神分析的方法来"控制医务人员头脑"让他们来配合您完成绩效变革,而是如何明智的与培训师进行更有效的沟通,如何更准确的评估医务人员对改变的接受程度,并且一旦绩效变革开始实施,如何量化医务人员的行为改变也是本章需要关注的内容。值得注意的是,本章还会介绍美国医疗保健研究与质量局制定的质量指标工具包,该工具包包含一项自我评估变革准备情况的调查,专门用来评估变革的准备情况。

10.1 行为阶段变化模型

行为的阶段变化模型是用来治疗成瘾患者的,由 2 位临床心理学家(James Prochaska 和 Carlo DiClemente)开发(图 10.1)。该模型假设每个人在做出行为改变时都会经历 5 个离散的、可预测的阶段:①前意向阶段;②意向阶段;③准备阶段;④行动阶段;⑤保持 / 巩固阶段。根据最初的模型,行为的变化与能量消耗有关。原著者对该模型做出调整,以反映个人资源在精力和（或）时间方面的支出。如图 10.1 所示，在理想世界中，人们改变行为后消耗的个人资源［就能量和（或）时间而言］比他们没有改变行为时消耗的个人资源要少。

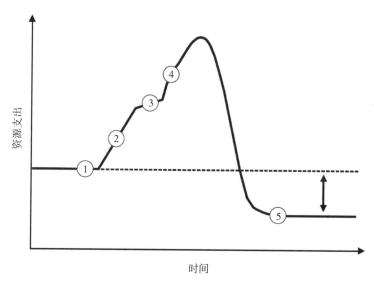

图 10.1 理想的变革阶段模型。①前意向阶段；②意向阶段；③准备阶段；
④行动阶段；⑤保持／巩固阶段

本节将"决策者"界定为在绩效管理项目中所有改变行为的人，包括管理人员、医务人员等，变化的阶段界定将在后续内容讨论。

10.1.1　前意向阶段

前意向阶段是最初的稳定状态，在这种状态下，决策者不知道有绩效管理项目。这是医疗机构中决策者的初始状态，这种状态可以追溯到他们加入该组织之初。通常情况下，决策者在模型的这个阶段进行日常活动所消耗的个人资源是稳定的。虽然这种资源支出水平主要是主观的，因此难以量化，但它仍然是决定变革最终成功或失败的关键因素。

10.1.2　意向阶段

在意向阶段，决策者了解到绩效管理，并开始考虑绩效管理项目会带来的好处和坏处。虽然沉思的心理活动是不能被观察到的活动，但主观的资源消耗是巨大的。

就像其他 5 个阶段一样，这个阶段的持续时间是由环境和个人相互作用、共同决定的。例如，临床决策者可能不习惯，或拒绝在决策过程中使用计算机数据作为决策依据。即使在今天，仍有一些临床医师对信息技术持抵制态度。这些"信息技术恐惧症患者"通常是年龄较大的临床医师，他们不会使用计算机系统，而是会让他们的秘书或住院医师协助做与信息技术相关的事情。也有一些临床医师，他们只将计算机用于特定的目的，如收发电子邮件或查找药物和药物之间的相互作用，这些临床医师通常比"技术恐惧者"年龄小。

还有一些临床医师在进行医疗培训之前或期间接触过计算机，如果计算机系统的确可以为临床工作提供便捷，他们通常会使用计算机系统。

该阶段的时间可能会比较长。对于决策者来讲，对信息的控制也体现了权利，如果实行绩效管理项目，信息会变得透明、共享，管理决策者认为对管理会失去一些控制。例如，如果高级管理人员可以直接获得部门或医师层面的数据，而不需要与部门主管进行互动，那么部门主管在粉饰部门活动报告方面几乎无能为力。

10.1.3 准备阶段

准备阶段是决策者决定改变的阶段，更确切地说，是绩效管理的组成部分，管理者在心理上为未来的变化做准备。这一阶段的变化是精神层面的，通常比意向阶段持续时间短。准备阶段持续时间取决于决策者的个性和经验。一个临床医师或管理人员如果因为类似的计划失败而受到打击，这在医疗健康领域是相对常见的经历，可能会进行一个相对漫长的准备阶段。此外，这些决策者可能会在准备阶段花费大量资源来制订 B 计划，以便在绩效管理项目失败时能够继续有效地工作。

10.1.4 行动阶段

变革模型的行动阶段标志着决策者成为绩效管理项目的积极参与者。这种变化不再是精神层面的，而是外部的、显而易见的活动。决策者会参与到绩效管理委员会中，参加关于如何解释统计图表的课程，并开始将平衡计分卡的理念和方法整合到他们的决策过程中。

如图 10.1 所示，在行动阶段将花费巨大的资源，特别是在绩效管理项目启动之初。在资源支出的最初"驼峰"之后，潜在的承诺（无论是暗示的还是声明的）使未来组织会变得更好，这意味着完成绩效管理之后，组织完成给定任务所需的时间和（或）精力将比以前更少，如图 10.1 由虚线能量基线下方的资源转移所示。

10.1.5 保持 / 巩固阶段

当绩效管理成为决策者日常工作中不可分割的一部分时，就实现了变革的第五个阶段，即保持 / 巩固阶段。然而，如果维持新的绩效变革所需的资源大于预先考虑期间所需的资源，保持 / 巩固阶段可能是短暂的，并导致绩效管理项目失败（图 10.2）。图 10.2 显示了资源投入的增加会强化行为。也就是说，通过对绩效变革相关新行为持续增加资源投入，会不断地强化这种行为。

例如，绩效管理项目可能会导致决策者个人承担更多的工作，对他们的临床医疗能力提升产生很少或基本没有积极的影响，但却为组织带来利益。并且，在诊所工作的医师和护士需要在获取患者关于药物治疗史、过敏和与用药差错相关的数据之外，再去收集其他的数据。对于这些临床医师来说，绩效管理项目可能会带来麻烦，由于对患者需要收集的数据量增加了，可能会影响数据收集时患者的依从性。在这种情况下，为了避免绩效管理项目中相关新行为的消失，需要额外的资源对这些新行为进行补偿，才能符合组织的最大利益，才能不断强化这些与变革相关的行为，从而支持正在进行的绩效管理项目。

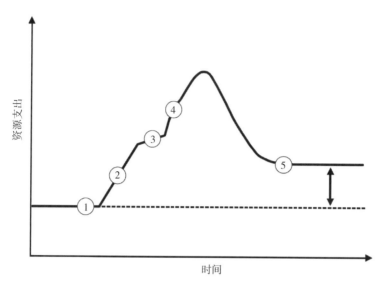

图 10.2　维护能量需求较高的变革阶段模型。①前意向阶段；②意向阶段；
③准备阶段；④行动阶段；⑤保持 / 巩固阶段

10.2　激励计划

如上所述，通过一定的物质补偿可以有效激励那些受到绩效管理负面影响的人。奖金、新的平板电脑、大屏幕台式电脑，以及类似的奖品，这些都能为在绩效管理项目中受到负面影响的人带来一定的补偿。尽管这可能看起来像"收买"，但事实也的确如此，并且这是一种在医疗健康领域有悠久历史的做法。例如，在 20 世纪 90 年代初，由 Kurzweil 开发的医师操作语音识别系统有效替代了传统转录。因为该系统的入门学习有难度，并且会耗费医师较多的时间，许多医师干脆选择不使用这个系统。为了让更多的医师使用该语音识别系统，许多医院采取了一项政策，即使用语音识别系统的医师每份报告获得 5 美元的补偿。通过这种利润分享模式，医师采用语音识别系统所付出的额外工作被医院管理层认可，同时医院管理层也鼓励了医师使用该系统。

WellSpan 卫生系统是一个服务于宾夕法尼亚州中南部和马里兰州北部的综合服务系统，通过双管齐下的方法，有效推动了初级医疗医师参与其绩效管理项目。WellSpan 卫生系统不仅将临床绩效指标与医师薪酬联系起来，还通过统计流程图为医师提供了对其管理绩效的反馈。同样，耶鲁纽黑文卫生系统实施了一项绩效激励计划，根据与财务、患者满意度和成本相关的指标，使所有员工，不仅是医师，每年获得高达 3% 的额外薪酬。

一些机构也开始利用绩效管理来改变医院的行为，如一些投资机构决定鼓励医院采用更先进的技术来实现更好的患者治疗效果。Verizon、IBM、百事公司和其他一些公司鼓励纽约市的医院采用更严格的患者安全标准。类似地，在波士顿的合作伙伴社区医疗中心，医师在特定干预和实践中达到标杆数据合规率而获得奖金。

10.3 培训

促进个人和群体决策者行为改变的主要手段之一是进行培训。与综合业绩管理举措相关的培训要求非常重要，涉及从指标选择、指标制订、报告设计、报告分析到变化管理等多个主题。此外，参加培训不仅是用户接受的第一个客观印象，即前面讨论过的变更模型中的行动阶段，它还可以帮助降低行动阶段所耗费的资源。

考虑实现培训效果的最大化，培训计划不应简单地关注必须传达给决策者的信息，还需要关注信息如何呈现、信息将在何种环境中使用以及接受培训的决策者特点。例如，首席运营官（chief operating officer，COO）需要"手把手"的进行绩效管理相关数据解读的培训，承担绩效管理数据收集职责的护理人员只用接受小组培训就可以胜任工作，不同类型的人员采用不同的培训方式。表 10.1 总结了绩效管理培训计划相关关键问题。

表 10.1　绩效管理培训计划相关关键问题

	关键问题
用户信息	主流用户、学习有问题的用户、有特殊需求的用户
环境信息	工作环境、家庭环境、通勤情况
平台信息	台式机、平板、智能手机
用户使用平台的模式	工作使用模式、家庭使用模式
培训设计	方法论、视觉空间技能水平、认知技能水平、先前积累的经验
考核通过标准	按照分数、按照通过率、按照出勤率
可持续的培训	新员工、调动、一些新的功能

10.3.1　用户信息

培训应反映决策者及数据收集和显示系统其他用户的情况，并向有特殊需要的用户提供培训。例如，针对偶尔使用系统，查看数据的用户，如每季度查看数据的医院理事会成员，其培训需求不同于部门负责人（主流用户），部门负责人可能每日或每周都要使用该系统。一些用户可能有特定的需求，这些需求会影响他们使用系统的能力。例如，视力受损的管理员会受益于文本到语音（text to speech，TTS）实用程序，患有腕管综合征的决策者可能会受益于在管理系统中安装语音识别软件。

10.3.2　平台信息

培训应多采用更便捷的智能手机或平板的方式。如今，部门管理员更多地在智能手机上查看绩效统计数据，而不是在台式计算机上。因此，培训平台应包括最常用的绩效管理相关数据访问的硬件和软件平台。

10.3.3　环境信息

一项培训是否成功受培训对象工作和家庭环境的影响。例如，急诊室的负责人与皮肤科的负责人相比，工作环境更紧张，时间更紧迫，那么，在培训方式的选择上需要体现这种工作环境的差异。对于急诊室的负责人来说，更需要的是知道如何快速访问数据，而不需要深入挖掘、横向挖掘或深入探索。类似地，如上所述，一些决策者会更希望在家里，或在通勤期间，或在他们的休息时间，都可以很方便地使用不同硬件和软件，对部门的绩效进行审查。因此，在理想情况下，培训应该反映培训对象工作和家庭环境不同带来的差异。

10.3.4　用户使用平台模式

平台的使用模式受环境、工作负荷和个人决策者工作习惯的共同影响。例如，许多部门负责人一大早就会检查他们的电子邮件和其他基于计算机的数据，然后再参加会议，进行早间巡视和处理其他事务。通常这些工作习惯是早就形成的习惯，培训的时候应当尊重这些工作习惯。

10.3.5　培训设计

整体培训设计方法应反映个人需求。培训开始前，首先要决定是使用专业培训师来进行培训还是使用内部员工进行培训。另一个问题是，是否提供一对一的培训作为集体培训的替代方案。例如，高层决策者很难在固定时间接受培训。同样，其他高管同负责数据收集的员工一起接受培训的时候，可能会感到不自在。

培训应充分考虑决策者和其他参与绩效管理人员的视觉 - 空间和认知技能水平，以及他们之前使用决策辅助系统的经验。如果参与培训的管理人员经历过失败的绩效管理项目，则他们会存在绩效变革的负面印象，这对培训将是一种挑战。培训前进行的摸底调查可以帮助确定受训人员的技能水平和他们以往在绩效管理方面的经验。

10.3.6　考核通过标准

通常情况下，培训中的一个关键问题是，是否为参加培训的人员设立一个绝对及格的分数等级，或是通过率，又或是就像继续医学教育项目通常实行的那样，每个参加培训的人都合格。如何选择考核通过标准通常取决于受训群体的自我激励水平及所教授的技能。例如，针对复杂数据收集技能的培训，如临床业务编码，需要按照合格等级标准进行考核，以确保培训对象能够得到高质量的培训。相比之下，对于高层管理者来说，只要参加培训就可以学习解释数据统计图表，因此参加培训可以作为考核是否通过的标准。因此，培训计划的重点是要制订一个至少考虑到个人需求的计划。

10.3.7 可持续性培训

与绩效管理一样，培训也是一个持续的过程。因此，培训计划应该为新员工、职工调动和绩效管理系统的变更及知识衰退做好准备。可以考虑建立一种开放的培训政策，员工可以根据需要进行培训，并设置合适的行政审批手续。

10.4 信息技术和培训

通过技术支持基于网络的教程和在线帮助的开发，信息技术部门可以成为培训的主要推动者。这种支持应该超越一般的帮助功能，并将前文讨论的培训相关元素，包括用户信息、环境信息、平台信息、用户使用平台模式、培训设计、考核通过标准和可持续培训纳入即时终端用户培训计划。

根据原著者的经验，决策者的主要障碍是缺乏绩效管理中相关数据的统计分析技能。这些决策者通常可以从按需提供的简短在线教程中受益。正如第9章所述，对某些图表类型进行适当的统计分析需要统计方法的知识，以及如何简单判断统计学结果是否有意义。针对这些数据分析规则的在线参考资料对于精通统计的决策者也是有帮助的。

在线培训和培训资料的标准化仍然有很长的路要走。参与数据收集的工作人员可受益于一个在线门户网站，该网站提供关键绩效指标清单的一站式访问，包括其详细定义、相关 ICD-10 代码清单、关键指标的联系人信息及额外培训时间表。该门户还可以作为一个信息发布栏，发布其他机构使用的绩效指标信息及医疗服务中使用绩效管理的其他新闻。例如，在沙特阿拉伯的费萨尔国王专科医院和研究中心，信息技术部门支持一个在线质量网站，其中列出了计分卡、当前指标值和每个指标的定义。该网站对可以访问医院内部网的管理员和临床医师开放。

10.5 深度思考

实施绩效管理项目时需要考虑的问题之一是如何处理负面反馈。想一想，当菲律宾圣卢克医疗中心将用药差错列为关键绩效指标之一会发生什么。菲律宾奎松市共650个床位的普通内外科医院将面临用药差错突然增加的情况。尽管对用药差错认识的增加会最终使医院设置相应的预防用药差错的制度和措施，但最初报告的用药差错数量呈上升趋势会打击许多参与该项绩效变革的医院员工的积极性，进而不愿意上报或瞒报用药差错。很少有人会对类似于这种负面反馈做出比较正确的回应。

菲律宾圣卢克医疗中心的案例说明了对绩效管理项目预期进行沟通的必要性。如果医务人员了解到绩效管理项目的目标之一是将错误基线作为改进的起点，那么医务人员在报告用药差错的时候就会更加主动一些。管理层还应向员工保证，绩效管理措施不是惩罚性的，而是促进机构提供更优质的医疗服务。

关于激励行为改变的话题，与上面的成功案例相比，原著者也曾参与过一项以补偿为基础的，但最终失败的激励计划。在2015～2017年的一项计划中，管理层向医师提供了一项似乎让所有人都无法拒绝的财务激励方案。然而，对于大多数医师来说，这一激励措施还不够有吸引力。因此，这项为期 18 个月的计划执行了近 3 年才完成。

上面的案例证明医师更看重他们的时间，而不是收入的边际增长。这反映了现代医疗临床实践的时间压力。更有可能的是，该绩效管理项目只是简单的设计和（或）执行不当，绩效管理项目带来的行为改变使临床工作人员负担过重。因此，绩效管理项目的底线是，绩效管理人员不要指望能够通过补偿，即"利益交换"来弥补"不好"的绩效管理项目。

（翻译：李　颖　一校：韩书婧　二校：卢　璐）

参考文献

第 11 章

统计分析与预测

从根本上讲，绩效管理就是基于对结局测度和过程测度的分析来做出决策，而这种分析大部分是基于统计学的。正如第 9 章所述，即使在统计学处理时自动绘制出了所需图表，终端用户也必须了解如何解释这些图表。本章介绍了与绩效指标开发及分析相关的数据类型和统计方法。

11.1 数据类型

有效的统计分析需要及时、准确且适合当下决策的基础数据。指标数据有 4 种基本类型，即定类（nominal）、定序（ordinal）、定距（interval）和定比（ratio），每种类型的数据支持不同程度的统计分析（表 11.1）。定类型数据，如简单的"存在/不存在"，或"是/否"，适用于简单分类。定序型数据，如相对时间或数量，适用于定性排序。定距型数据表明了测量值之间的差异，可为部分统计分析提供基础。定比型数据使用绝对标度表示，支持所有的统计分析。

表 11.1 数据类型及其支持的统计分析

数据类型	示例	支持的统计分析
定类型	是、否	简单分类
定序型	第一、第二	定性排序
定距型	多 5mg	部分统计分析
定比型	140mm 和 14mm	所有统计分析

这 4 种数据类型是彼此的超集，级别从高到低为定比型、定距型、定序型和定类型。也就是说，定距型数据可以来自定比型数据，定序型数据可以来自定距型数据，定类型数据可以来自任何其他数据类型。大多数情况下，只要可行，我们应当收集并存储信息含量最大的数据类型。

为了说明数据类型如何影响分析，我们可以考虑这样的情景：某高血压门诊收集了 2 名患者的血压数据，一名患者的收缩压为 145mmHg，另一名患者的收缩压为 140mmHg。如果临床医师记录了血压值的绝对数（定比型数据），则可以对数据进行所有的统计分析。例如，可以计算平均血压为 [（145 + 140）/2] = 142.5mmHg。然而，如果仅记录了血压值的差异（定距型数据），则只能使用有限的统计方法进行分析。例如，要量化一种降压药的有效性，可能 5mmHg 的差异就足够了，但是用这个数据连简单地计算平均血压都做不到。

我们也可以根据收缩压的高低对这 2 名患者进行排序，分别记为"第一名""第二名"（定序型数据）。然而，这样就没有了血压值绝对数的信息可供分析，甚至也没有了可以区分不同患者的血压值划分范围的信息可供分析。最终，高血压患者的血压值可被记为"高"，低于临界值的血压值可被记为"正常"（定类型数据）。这时，即使是最简单的统计操作也无法辅助决策者进行数据分析。此外，如果高血压的定义在未来发生变化，这 2 名患者的数据在未来的研究中则可能没有用处。即便在今天，一些医师仍会为这 2 名患者是否会 / 应该被视为临界性高血压而争论。

那么，既然定比型数据如此实用，为何还要费力去记录那些信息含量较少的数据类型呢？其中有很多合理的理由：有限的时间是一个问题，定比型数据可能不可及，而定类型数据易于获得，并且可能是给定的一组关键绩效指标所需的全部数据；费用是另一个问题，与其他类型的数据相比，记录定比型数据的获取、存储和访问成本通常更高。重要的是，在决定何时投资于记录一种类型的数据而不是另一种类型的数据时，应考虑到费用及数据在未来可能的应用情况。

11.2 数据质量

数据的另一个特点，就是无论哪种类型都不完美。由于设备限制、人为误差、环境因素及整个数据采集过程中的缺陷，对再现性、准确度和精确度的有限限制都会在数据所反映的数量上引入误差。而且这种变异会通过后续的测量和分析逐步累积。即便采用最先进的统计方法，最多也只能减少误差，而永远不能消除误差。测定误差的大小和普遍存在是采用统计方法的原因之一。

接下来，我们从准确度、可重复性、敏感度和稳定性等方面描述数据的固有缺陷。准确度是指测量值的正确程度。无论仪器是否运行，其准确度都会随着时间的推移而发生变化。例如，随着时间的推移，水银血压计的玻璃柱内会出现结晶和收缩，使其准确度发生变化。而校准是有时效性的，许多准确度规范都是根据校准后的时间来规定的。校准标准的准确度限制了被校准设备的最大准确度。

精确度也称分辨力，是指仪器能辨别出微小差异的能力。可重复性即仪器或系统提供一致结果的能力，测量过程引起数据源的任何变化均会影响可重复性。一台仪器可以提供高度可重复的结果，但如果未经适当的校准，结果就不准确。

敏感度即仪器检测出低水平信号的能力，是分辨力与系统中噪声或随机变异的函数。稳定性是指在一定的环境条件下，仪器或设备在一段时间内提供可重复结果的能力。

数据质量问题并不局限于实验室或临床指标。无论是用于确定病理实验室周转时间的数据捕获系统、用于确定入院平均等待时间的计算机系统计时器，还是手术室储备量，这一切都受到数据质量的影响。在使用数据确定关键绩效指标值时，同一个给定的指标通常有几个不同的值。例如，麻醉团队记录的手术室周转时间可能与手术室技术人员记录的时间明显不同。确定哪些指标最有效、最准确、最无误是具有挑战性的，这也是统计学需要发挥的作用。

11.3　统计学分析

统计学分为推论统计学和描述统计学两大类。推论统计学是根据样本数据推断总体参数，而描述统计学是以方便、易用的形式整理和展示数据。这两类统计学都基于一个假设，即存在一个完整的、真实或潜在的观测（总体），并且可以通过在总体中抽样出的子集来推断总体特征。总体中的每个成员都有同等的机会被选中，即抽样应该是随机进行的，这种随机性指的不是数据本身，而是获得数据的方式。

11.4　描述统计学

许多描述性统计是从总体数据的小样本中获得尽可能多的信息。总体参数主要是通过对总体数据抽样并从样本数据中得出推论来进行估计的，也有一部分是基于数据在总体中的分布方式的假设。另一种假设是，假设样本量足够大或满足统计学要求的一个尽可能小的样本，样本参数通常接近总体参数。这些参数中最重要的是均值（mean）、加权均值（weighted mean）、众数（mode）、中位数（median）和方差（variance）。

均值（mean，$\bar{x}$）是样本的平均数，计算方法是用样本值（x）之和除以测度数量（n）：

$$\bar{x} = \frac{\sum (x)}{n}$$

均值通常是反映集中趋势的最佳指标，即样本均值接近总体均值的趋势。然而，由于均值对于其周围呈非对称分布的异常值非常敏感，因此一些反映集中趋势的替代性测度能更好地反映总体均值。

加权均值（weighted mean）是加权得分的总和除以权重的总和：

$$加权均值 = \frac{\sum (w^i x^i)}{\sum w^i}$$

在该公式中，w^i 是与数值 x^i 对应的权重。这种反映集中趋势的测度可用于组合 2 个或多个数量相等但准确度不同的指标，如准确的样本数据要比不准确的数据对测度的贡献更大。如果每个数据源的相对准确度已知，那么在处理不同来源的数据时，加权均值就非常有用。可根据数据源的准确度赋予权重。

在计算一系列样本量不同的各组平均数的均值时，加权均值也很有用。例如，在计算 10 名、100 名和 500 名三组患者的均值时，如果没有加权，10 名组的平均值将与 500 名组的平均值具有相同的影响（权重）；而通过加权，则可以使每组的贡献与样本量成正比。

例如，假设 10 名、100 名和 500 名样本的患者平均年龄分别为 20 岁、30 岁和 40 岁。简单计算均值得出平均年龄为 30 岁：

$$平均年龄（岁）= \frac{20+30+40}{3} = 30$$

相比之下，加权平均年龄是 38 岁，其中权重就是每组的样本量：

$$加权平均年龄（岁）= \frac{(20 \times 10)+(30 \times 100)+(40 \times 500)}{10+100+500} \approx 38$$

加权均值还可以将多个指标值组合成新的总指标。例如，假设一家医院的各个科室都使用不同的度量来计算员工生产力：放射科根据相对价值单位的数量来计算生产力，而相对价值单位的数量与老年医疗保险和医疗补助服务中心定义的各程序的现行程序术语代码相关；病理科根据美国病理学会指南规定完成的检查量来计算生产力；儿科根据病例量来评估生产力。这些不同的生产力测度，每个都使用了不同的度量和全职标准工时数，将这些衡量标准结合的一种方法是使用基于各部门全职标准工时数的加权均值。首先，在适用于所有临床医师的工作产出量表上对生产力单元进行标准化。然后，使用加权均数将这些测度组合在一起，各部门工作产出的权重是基于各部门的相对全职标准工时数。这样，每位临床医师对于医院生产力测度的相对贡献就是相等的了。

众数（mode）反映集中趋势的另一个测度，是指出现频率最高的样本值。如果数据呈正态分布，只有一个高峰，该"单峰"的峰值即为众数。由于这一特征，众数与均值不同的是，众数对异常值具有相对的抵抗力。但众数作为反映集中趋势的测度存在一个主要限制，即当一个分布有 2 个高峰时，众数则不再稳定，这种分布称为双峰分布（图 11.1）。不同样本的众数可能明显不同，因为众数可以从一个高峰峰值随机转移到下一个高峰。多数描述性统计分析均是假设样本数据呈正态分布。

中位数（median）是指将样本数据按大小顺序排列，居于中间位置的数。对于一些带有极端异常值的定类型数据或定比型数据来说，中位数是反映集中趋势的最佳测度。

分布（distributions）：尽管描述性统计分析通常假设样本数据呈正态分布（钟形），但样本数据的分布可能有多种形式，包括偏态分布和双峰分布。请注意，这些反映集中趋势的测度均适用于只有一个真实均值或总体均值的样本数据。在分布图上，总体均值由一条垂直线表示，双峰分布或偏态分布的概念不适用。

变异性（variability）：除了集中趋势以外，描述性统计通常用于描述样本数据的变异性或离散性。极差、方差和标准差是最常见的变异性测度，通常与集中趋势测度结合使用。

极差（range）是样本中极大值与极小值之差，是反映变异性的最简单的测度。该测度易于计算，突出了样本中的异常值，但是两极值间的数据信息却很少。因此，通常使用更复杂的变异性测度来描述数据。

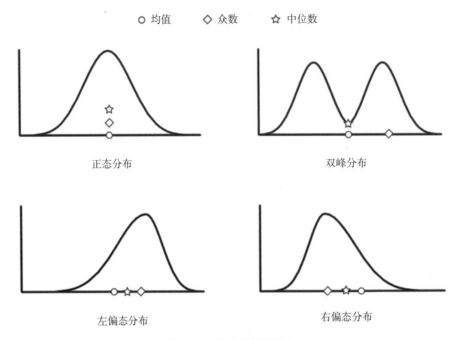

图11.1 样本数据的分布

方差（variance，s^2）反映了样本值离散性的测度，通过取每个样本值（x）与其均值（$\bar{x}$）之差的平方和的均值［除以样本量（n）减去 1］来计算：

$$s^2 = \frac{\sum (x-\bar{x})^2}{n-1}$$

当使用方差来描述数据的变异性时，它通常伴随着一个更直观的转换，即标准差。

标准差（standard deviation）是样本数据中最常见的离散性测度，通过取方差的平方根来计算：

$$s = \sqrt{\frac{\sum (x-\bar{x})^2}{n-1}}$$

样本数据的标准差可以通过 z 分布曲线来理解，z 分布是一种特殊的正态分布，其均值为 0，标准差为 1（图11.2）。

x 轴的数字代表标准差。

如前所述，变异性测度常与集中趋势测度结合使用来描述数据的全貌。方差和标准差常用于概括数据值在均值附近的离散性，例如，平均住院时长可以概括为（5.6±2.1）日，其中"2.1日"代表一个标准差。

标准差或方差越小，表明数据越围绕均值聚集。标准差越大，意味着数据的分布距离均值越远，变异越大。数据变异性的降低通常与数据质量的提高相关。

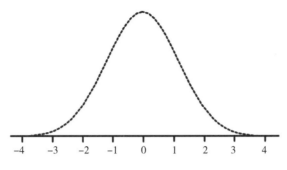

图 11.2 z 分布（均值为 0，标准差为 1）

与集中趋势测度不同，变异性测度对于总体数据和样本数据同样适用。虽然总体方差和标准差的公式与这里给出的公式略有不同，但总体数据的 z 分布的概念仍然成立。

11.4.1 描述性统计的应用

假设一个变量的三个样本值分别为 6、7、10，把它们绘制在一条线段上，如图 11.3 所示。那么问题来了，哪个取值范围内的值与这些样本值在统计学上可以认为是相似的呢？

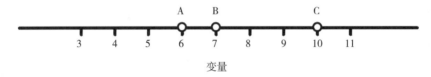

变量

图 11.3 观测样本值 A、B、C

如果增加更多的样本，哪些值与样本 A、B、C 代表的值在统计学上可以认为是有差异的呢？换句话说，仅从变化范围来看，可以认为哪个范围的值与 A、B、C 有差异呢？回答这个问题的一种方法是确定 A、B、C 代表的样本值的 z 分布。首先，计算样本数据的均值及标准差：

$$\bar{x} = \frac{\sum (x)}{n} = \frac{6+7+10}{3} \approx 7.67$$

$$s^2 = \frac{1}{n-1} = \frac{1}{2} \left[(6-10)^2 + (7-10)^2 + (10-10)^2 \right]$$

$$= \frac{1}{2} \left[(-4)^2 + (-3)^2 + (0)^2 \right] = \frac{1}{2}(16+9) = 12.5$$

$$s = \sqrt{12.5} \approx 3.54$$

计算结果如图 11.4 所示，其中显示了样本的 z 分布：标准差为 3.54，3 个样本都在均值（7.67）的一个标准差范围内。统计学显著性的标准是大于均值加减 3 个标准差的范围，即大于 18.3 和小于 −2.9 的范围。也就是说，样本值为 20 将被视为与当前样本值具有显著性差异，并非仅由机会变异所致。同样，如果将标准放宽到均值加减 2 个标准差的范围，则小于 0.6 或大于 14.6 的值被视为具有统计学差异。这种确定限定值范围的方法在控制图中也有所应用，详见第 9 章。

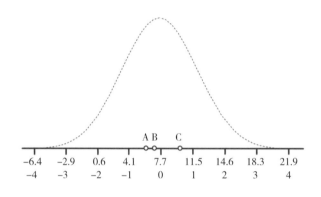

图 11.4　样本值的 z 分布

假设临界值为正负三个标准差，则小于 −2.9 或大于 18.3 的样本值应被视为与样本 A、B、C 的值具有统计学差异。

11.5　推论统计学

与描述统计学不同，推论统计学是根据从总体中随机抽取的样本来推断总体的质量。线性回归、贝叶斯定理和列联表是绩效管理中常用的三种推断统计方法。

当需要揭示两个连续的区间或比率变量之间的线性关系时，常使用线性回归。一个变量能用来预测另一个变量的程度表示为相关系数（r）。相关系数是表示 2 个变量相互关联程度的测度，r 的取值范围在 −1 至 +1。

图 11.5 表明变量 A 和 B 呈正相关（相关系数 $r=0.9$），变量 A 和 C 呈正相关（相关系数 $r=0.2$）。正相关系数 0.9 意味着变量 A 的值中有 81%（或 0.9^2）可归因于变量 B，而只有 4%（或 0.2^2）可归因于变量 C。请注意，"归因于"并不意味着构成因果关系，而只是预测值。即使相关系数为 1.0，也不能认为是一个变量导致了另一个变量。例如，入院率可能与月相高度相关。

相关性在确定绩效指标是否存在重叠时很有用，也就是说在不影响决策的情况下可以删除其中一个指标。例如，如果 2 个基于床位占用率的利用率测度具有 0.9 的相关系数，则其中一个测度可能会被舍去，而另一个测度可以取而代之。具有统计学差异的相关性的临界值（即 $r = 0.9$ 与 $r = 0.8$）取决于数据点的数量和预期的确定性水平。

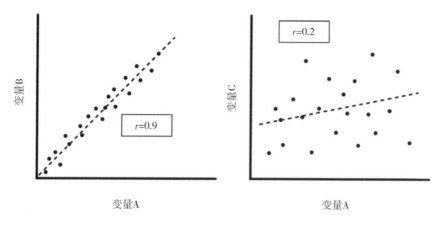

图 11.5　连续性变量的相关性

由于需要时间来收集足够的数据进行有意义的相关性计算（通常需要 20 个或更多的数据点），因此只有每周收集指标数据，数月之后才能使用相关性分析评估指标值。同理，如果每日收集指标数据，几周后就可以评估相关性。

11.5.1　贝叶斯定理

贝叶斯定理可将结果的先验概率与输入特征的条件概率结合起来得出结论。概率在量化方面很有用，例如，计算一名 45 岁超重的企业高管因胸痛来到急诊室时患上急性心肌梗死的概率比。使用贝叶斯定理的似然比形式，患者患急性心肌梗死的概率（验后比）可以由 3 个参数计算出来：① 45 岁超重的企业高管患急性心肌梗死的概率（验前比）；②患有急性心肌梗死的人出现胸痛的概率；③未患急性心肌梗死的人出现胸痛的概率。

概率（p）和概率比（odds）的关系如下：

$$概率 = \frac{概率比}{(1-概率比)}$$

$$概率比 = \frac{概率}{(1-概率)}$$

验前比和验后比的关系：

$$验后比 = 验前比 \times 似然比$$

现在，假设该高管患急性心肌梗死的验前比是 50%，患有急性心肌梗死的人出现胸痛的概率是 65%，高管中未患急性心肌梗死而出现胸痛的概率是 20%。该高管发生急性心肌梗死的验后比计算如下：

$$验前比 = \frac{0.50}{1-0.50} = \frac{0.50}{0.50} = 1$$

$$似然比 = \frac{0.65}{0.20} = 3.25$$

$$验后比 = 1 \times 3.25 = 3.25 \; : \; 1$$

将概率比转换为概率：

$$概率 = \frac{概率比}{1 + 概率比} = \frac{3.25}{1+3.25} \approx 0.77$$

也就是说，该高管患急性心肌梗死的概率比为 0.77。比胸痛更好的指标，如异常的心电图（electrocardiogram，EKG），将具有更大的似然比，对于概率比的确定将有更大的影响。

贝叶斯定理也可以用于分类问题：使用数据和启发法对指标进行分组。现在有两组患者，根据住院时长和与临床医师接触的次数来定义费用的高低，将 A、B、C 三名患者分到高费用组或低费用组（图 11.6）。利用贝叶斯定理进行分类，以空心圆和实心圆来表示两个组别。

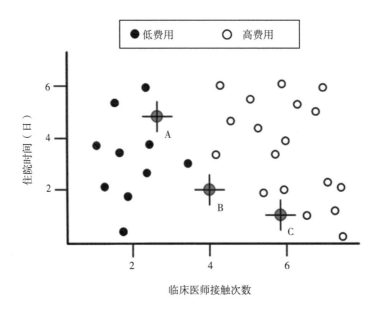

图 11.6　患者 A、B、C 在两个成本组中的分类

使用贝叶斯定理来确定给定的患者是否应该被分到高费用组，可采用以下方程：

$$P（高费用 \mid X_i Y_i） = p（高费用 \mid X_i） \times p（高费用 \mid Y_i）$$

也就是说，已知某位患者的临床接触次数和住院时长（X 坐标和 Y 坐标），其属于高费用组的概率等于给定住院时长的患者属于高费用组的独立概率和给定临床医师接触次数的患者属于高费用组的独立概率的乘积。

通过目测,将患者 A 和患者 C 分别分到低费用组和高费用组比较合理,而患者 B 就不那么明确了。如果已知上述方程的概率值,患者 B 就可以客观地被分配到这两组中的一组。在实际工作中,贝叶斯定理也可以解决更复杂的分类问题,这些问题通常没有其他可替代的方法能轻易解决。

11.5.2 列联表

虽然有多种统计方法可用于分析指标数据和定比型数据,但也有一些方法可用于分析定类型数据,如性别、患者偏好和其他可能出现在平衡计分卡中的非数字型数据。列联表就是一种可以分析定类型数据的统计方法,可以将其看作是 2 个名义变量相互映射的电子表格(表 11.2)。

表 11.2 某大型社区医院就诊患者性别与对医师的认可度 2×2 列联表

	认可	不认可
男性	44	14
女性	26	36

列联表也称交叉表,用于发现名义变量之间的关系。例如,表 11.2 旨在探索患者性别与对医师的认可度之间的关系。行代表患者性别(男性或女性),列代表患者对问卷的回答(认可或不认可)。独立性卡方检验或费舍尔精确检验可以用来确定这两个变量之间是否存在统计学的显著关联,尽管这两者都超出了本文讨论的范畴,但重点是分析指标数据和定比型数据是有多种统计方法可以使用的。

11.6 敏感度与特异度

一些用于收集数据的检测方法和工具在敏感度和特异度方面差异很大。敏感度是指在实际阳性病例中被检测出的真阳性病例的百分比。特异度是指在实际阴性病例中被检测出的真阴性病例的百分比。理想情况下,特异度和敏感度均为 100%。例如,一项对急性心肌梗死完全敏感的检测方法能检测出所有来急诊就诊的急性心肌梗死患者,而一项完全特异的检测方法能 100% 把未患急性心肌梗死的人分到非患病组。在现实实践中没有完全敏感的和完全特异的检测方法,因此需要在这两个特征之间进行权衡。如果一项试验能 100% 识别出所有急性心肌梗死患者,它必然会纳入伴有严重胃灼热症状的超重中年企业高管。

用统计学术语表示,敏感度是真阳性数除以真阳性数与假阴性数之和,而特异度是真阴性数除以假阳性数与真阴性数之和:

$$敏感度 = \frac{真阳性数}{真阳性数 + 假阴性数}$$

$$特异度 = \frac{真阴性数}{真阴性数 + 假阳性数}$$

对于不太了解数学的人，敏感度和特异度之间的关系如图 11.7 所示。

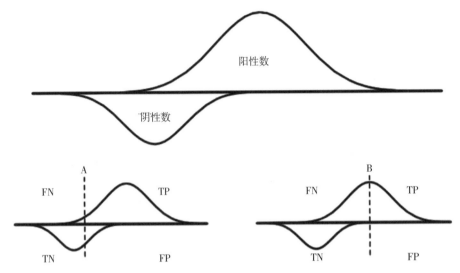

图 11.7 敏感度和特异度与真阳性数、假阳性数、真阴性数、假阴性数的函数关系
TP 为真阳性数；TN 为真阴性数；FP 为假阳性数；FN 为假阴性数

如图 11.7 所示，一项检测方法把临界点的位置设在"A"处，则可以涵盖几乎所有的真阳性（高敏感度），但代价是会混入约 1/4 的假阳性（低特异度）。将临界点移动到"B"处可消除假阳性（高特异度），但也会漏掉一半的真阳性（低敏感度）。回到胸痛患者到急诊就诊的例子，如果把临界值从"A"移至"B"将导致实际患有急性心肌梗死的人中有 1/2 被漏诊。急性心肌梗死患者在急诊漏诊的后果十分严重，即使是在临界点"A"也可能非常严重。如果没有更好的检测方法（具有更高的敏感度和特异度），则可能有必要对几乎所有患者进行观察。

将检测方法的敏感度和特异度可视化的另一种方法是绘制受试者工作特征（receiver operating characteristic，ROC）曲线（图 11.8）。受试者工作特征曲线可以展示一种检测方法的敏感度与特异度、真阳性率与假阳性率。受试者工作特征曲线上的每一点都对应在给定的异常阈值下该检测方法的敏感度和特异度。在其他条件相同的情况下，辨别力最强的检测方法（试验 A）优于辨别力较低的检测方法（试验 B）。

一种检测方法的敏感度和特异度（即辨别力）在计算绩效指标时同样有用。例如，医疗机构认证联合委员会/老年医疗保险和医疗补助服务中心推荐使用的绩效指标之一是在急性心肌梗死患者到达后 24 小时内给予阿司匹林。因此，用于确诊急性心肌梗死的检测方法标准会显著影响该指标的有效性。

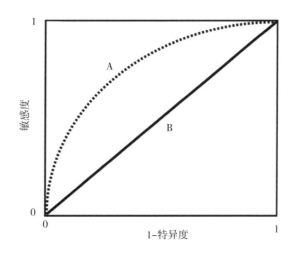

图 11.8 两种检测方法的受试者工作特征曲线

11.7 缺失数据

在数据的收集和分析过程中，显然有些数据可能从未获得，甚至丢失、损坏或不可用。处理缺失数据的方法有成列删除、成对删除和均值估计。

满足适用条件时，可选用成列删除的方法。在成列删除中，如果有一个变量值缺失，即使某些变量存在有效值，与患者或其他数据源相关的所有变量均要从计算中删除。这种方法仅适用于样本量充足且缺失数据的病例与具有完整数据的病例没有显著差异的情况（但后一种限定无法被验证）。换句话说，如果大型教学医院的每个医师都提供 3 个变量数据，如工作满意度、在医院工作的年限和学术排名，而一名医师缺少工作年限信息，那么其排名和工作满意度的数据也应该被删除。

在成对删除中，除了缺失数据以外，该病例的其余数据均可用于计算。一般认为，成对删除不如成列删除，但当样本量有限、没有足够的样本可以丢弃时，有时会使用成对删除。回到前面的例子，如果工作满意度调查仅限于在某个部门的十几名医师中，那么将工作年限和学术排名这两个变量数据纳入汇总统计。

在均值估计中，使用变量的均值来填补缺失值。由于它降低了获得显著性结果的可能性，这种方法常被认为比较保守。例如，如果用 1 ~ 5 分的量表测得医院所有医师的平均工作满意度为 3.2 分，如果有医师缺失工作满意度数据，那么无论其实际满意度得分如何，都将被分配为 3 分。

11.8 趋势分析

趋势分析是对指标值随时间的正向或负向移动的分析，其计算公式如下：

$$百分比变化 = [（下年度的值 - 基准年的值）/ 基准年的值] \times 100\%$$

趋势分析关注的是指标值与参考年或基准年的百分比变化。水平分析是以上一年度为基准年的一类特殊类型趋势分析。水平分析的公式为：

$$百分比变化 = [（下年度的值-上年度的值）/ 上年度的值] \times 100\%$$

当提及指标被"趋势化"时，通常意味着水平分析。即便如此，真正的趋势分析可能在某些情况下更适用。例如，开设新部门、进行重大改造或收购后的指标值可能比上一年度指标值更适合作为分析的基础。

11.9 预测建模

虽然趋势分析和水平分析提供了过去的情况，但预测建模方法可以以一定的准确度（一般认为达到 80% 为佳）确定未来的指标值。实际的准确度取决于预测多远的未来、数据的时变性，以及预测中所用数据的准确度和质量。预测的时间越远，数据的性质就越不稳定；数据质量越差，预测的准确度就越差。

从前，预测建模需要终端用户选择曲线拟合函数（如二次多项式表达式）、校正变量和常量、运行方程，并观察该方程对现有数据的描述程度，后来 SAS、SPSS 和 Cognos 等公司引入了现代通用智能工具。现在，软件智能体技术可尝试多种算法和曲线拟合函数，直到找到最佳匹配。但这取决于用户选用哪些变量来预测指标值。

公共卫生领域的一个例子是沙门菌感染暴发与冰淇淋销量之间的关系。因为冰淇淋是沙门菌中毒的常见原因，冰淇淋销量和天气情况可以用来预测急诊就诊的沙门菌中毒病例。冰淇淋销量导致的沙门菌中毒病程从一日到几日不等，这取决于冰淇淋在购买后被吃掉的速度（假设是带有包装的冰淇淋）。同样，冰淇淋的销量在一定程度上取决于天气情况，炎热的天气通常会导致更大的销量和已经购买的冰淇淋的消费。获得冰淇淋销量和天气情况的准确数据，就可以以一定的准确度预测就诊人数。比如说，对于就诊的预测能力，如果准确度达到 80%，比起在急诊简单等待患者上门来就诊，这是一个重大进步。

当然，有经验的急诊科医师知道冰淇淋消费、炎热的夏天与沙门菌之间的关系。然而，许多医疗决策者可能没有意识到平均住院时长或床位周转率的预测因素。如果预测建模工具没有得出可接受的预测准确度，则可以对指标的可能预测因子进行有根据的猜测，并选择其他预测因子。另一种方法是检索其他人使用过的预测因子的文献。海威数据库（www.highwirepress.com）是一个很好的资源，可以获取建模和其他科学问题的同行评议材料，它提供每月订阅模式，可访问在线发表的文章。

11.10 指标校正

指标往往需要经过"校正"，或经过一个统计过程，以减少、消除或澄清混杂因素的影响。指标校正是为了更好地进行机构间指标的比较。例如，如果两家医院的患者人口结构明显不同，那么基于平均住院时长数字的比较来评估两家医院的绩效可能会产生误导。

患者年龄、性别和疾病严重程度的差异可以显著影响住院时长，这与每家医院的基本流程无关。对这些差异的校正（如基于患者年龄、性别和疾病严重程度乘以一个加权均值）可以提供更有意义的比较。

11.11　深度思考

有可能在数据收集设计上花费数月的时间，但最终驾驶舱上还是没有有价值的数据，这是由于这些数据通常无法回答当下的问题。例如，如果负责数据收集的人受到分析结果的影响，那么数据就可能存在正性或负性的偏倚。同样，如果对某研究结果的处理方式没有明确的规定，其结果就可能是无效的。例如，在某些计算中，一位患者入院时同时患有心肌梗死及糖尿病，此时是按两位患者计算，还是按一位计算？而合并症的处理仅仅是可能导致结果分析无效的几个数据采集问题之一。

如果不了解也不考虑统计方法的局限性，即使从准确、及时的数据中也可能得出错误结论。此外，统计学意义并不一定能转化为临床意义。想一想上面介绍的看似直观的列联表的局限性：首先，类别间不能重叠，这意味着一个患者只能属于一个类别；其次，类别必须涵盖所有可能性（如跨性别者、染色体异常和其他无法归为男性或女性的患者）；再次，观测必须是独立的；最后，一些可与列联表配合使用的统计工具通常不够直观，例如，如果列表中任意单元格的理论频数小于 1 并且超过 20% 的单元格的理论频数小于 5，则卡方检验的结果不可信。

影响指标值的数据可能无法满足以上许多条件。例如，在列联表中的急性心肌梗死患者和糖尿病患者中，很可能一些心肌梗死患者也患有糖尿病。由于糖尿病患者心血管疾病（包括心肌梗死）的发病率增加，这两种疾病的临床表现是相关的。也就是说，列联表类别不仅重叠，它们还无法通过独立性检验。

总之，本章要传达的信息是，读者应该知道要收集什么类型的数据，并确保使用正确和适当的统计方法进行数据分析。

（翻译：卜繁龙　一校：韩书婧　二校：茹文臣）

参考文献

缩写词汇与术语汇编（译文摘要）

缩写词汇

术语汇编（译文摘要）

附　录

附录 A　医疗质量组织

附录 B　美国卫生服务研究和质量管理局质量指标概要

附录 C　美国卫生服务研究和质量管理局工具包

附录 D　美国卫生服务研究和质量管理局质量指标工具包组件

附录 E　美国卫生服务研究和质量管理局国家医疗质量和差异报告衡量标准

附录 F 健康计划雇主数据和信息集医师可用衡量标准

附录 G 基于结果和评估信息集的结果衡量标准

附录 H 基于结果和评估信息集的流程衡量标准

附录 I 英国国家卫生服务体系统计数据（衡量标准）

附录 J 澳大利亚国家安全和质量健康服务标准中的亮点